Scheutzel/Meermann

Anorexie und Bulimie aus zahnärztlicher Sicht

Mit einem Geleitwort von R. Marxkors

Scheutzel/Meermann

Anorexie und Bulimie aus zahnärztlicher Sicht

Mit einem Geleitwort von R. Marxkors

Mit 132 Abbildungen

Urban & Schwarzenberg · München–Wien–Baltimore

Anschriften der Verfasser:

Priv.-Doz. Dr. med. dent. Petra Scheutzel
Zentrum für Zahn-, Mund- und Kieferheilkunde
der Westfälischen Wilhelms-Universität
Waldeyerstraße 30, 48149 Münster

Professor Dr. med. habil. Rolf Meermann
Facharzt für Neurologie und Psychiatrie, Psychotherapie, Dipl.-Psych.
Ärztlicher Direktor der Psychosomatischen Fachklinik
Bombergallee 11, 31812 Bad Pyrmont

Lektorat und Planung: Ursula Illig, München
Redaktion: Eva Wolff, München
Herstellung: Adolf Schmid, München
Umschlaggestaltung: Dieter Vollendorf, München

Die Deutsche Bibliothek – CIP-Einheitsaufnahme

Anorexie und Bulimie aus zahnärztlicher Sicht /
Scheutzel/Meermann. Mit einem Geleitw. von R. Marxkors. –
München ; Wien ; Baltimore : Urban & Schwarzenberg, 1994
ISBN 3-541-17401-3
NE: Scheutzel, Petra; Meermann, Rolf

Druck: DigiPrint GmbH, München
Bindung: Thomas Buchbinderei GmbH, Augsburg
Printed in Germany

ISBN 3-541-17401-3

Inhalt

Geleitwort V

Vorwort VII

Eßstörungen aus psychiatrisch-psychosomatischer Sicht 1

R. Meermann

Das Spektrum der psychogenen Eßstörungen 1
Diagnostische Kriterien 4
Differentialdiagnose 8
Anorexia nervosa 9
Bulimia nervosa 12
Das klinische Interview 12
Anorexia nervosa 12
Bulimia nervosa 15
Körperliche Befunde 16
Anorexia nervosa 16
Bulimia nervosa 16
Ursachen 16
Therapeutische Hinweise aus ärztlich-psychotherapeutischer Sicht 18
Anhang: Informationsschrift für Bulimia-nervosa-Patienten 19

Verhaltensmuster eßgestörter Patienten unter zahnmedizinischen Aspekten 25

P. Scheutzel

Ernährungsgewohnheiten 25
Unterschiede zwischen den verschiedenen Patientengruppen 25
Anorexia nervosa 25
Bulimia nervosa 25

Bewertung der Ernährung eßgestörter Patienten im Hinblick auf pathogene orale Nebenwirkungen .. 27
Kariogenität der Nahrung .. 28
Erosive Potenz der Nahrung .. 28
Eßanfälle und Erbrechen .. 28
Unterschiede zwischen Patienten mit Bulimia nervosa und mit bulimischer Anorexia nervosa .. 28
Bewertung im Hinblick auf pathogene orale Nebenwirkungen .. 30
Mundgesundheitsbewußtsein und Mundhygiene .. 30
Stellenwert der Zahngesundheit, Häufigkeit des Zahnarztbesuches .. 30
Mundhygiene .. 32

Symptome und Komplikationen im Zahn-Mund-Kiefer-Gesichtsbereich .. 37

P. Scheutzel

Veränderungen der Physiognomie .. 37
Speicheldrüsenschwellung .. 39
Speichelveränderungen .. 41
Speichelfließrate, pH-Wert und Pufferkapazität .. 41
Lactobacillus- und Streptococcus-mutans-Keimzahlen .. 42
Elektrolyte .. 45
Speichel-α-Amylase und Hyperamylasämie .. 48
Mundschleimhautveränderungen .. 52
Verletzungen der Gaumenschleimhaut .. 52
Glossitis, Glossodynie .. 52
Cheilosis .. 53
Erkrankungen des marginalen Parodontiums .. 53
Entzündliche Parodontopathien .. 53
Gingivarezessionen .. 57
Karies .. 61
DMF-T-Werte .. 61
Kariesrisiko .. 63
Erosionen .. 64
Häufigkeit und Lokalisation .. 64
Erosionsursachen .. 67
Morphologie .. 68
Differentialdiagnostische Abgrenzung .. 68
Aktiv-progrediente und ruhend-latente Erosionen .. 69
Schweregrad der Erosion in Abhängigkeit von der Krankheitsdauer .. 71
Einfluß der Mundhygiene auf die Progredienz der Erosion .. 76
Dysfunktionssymptome .. 79
Bedeutung zahnärztlicher Befunde für die Diagnose bzw. Differentialdiagnose bei Anorexia nervosa und Bulimia nervosa .. 81

Zahnärztliche Therapie bei Patienten mit einer bulimischen Eßstörung .. 83

P. Scheutzel

Das erste Gespräch mit dem Patienten .. 83
Prophylaxe .. 84
Konservierende und prothetische Versorgung .. 85
Schmelzerosionen .. 85
Schmelz-Dentin-Erosionen ohne Bißhöhenverlust .. 86
Fallbeispiel 1 .. 88
Fallbeispiel 2 .. 92
Schmelz-Dentin-Erosionen mit Bißhöhenverlust .. 95
Fallbeispiel .. 96
Zusammenarbeit von Zahnarzt und Psychiater .. 103

Literaturverzeichnis .. 111

Sachverzeichnis .. 119

Geleitwort

Die Zusammensetzung der Patientenschaft des Zahnarztes wird ständig differenzierter. Die Ursachen sind relativ klar zu benennen: Es werden immer mehr Krankheitsbilder unterschieden und beschrieben. Diese reichen von Dysgnathien bis zu kranio-mandibulären Dysfunktionssyndromen und von körperlich-geistigen Behinderungen bis zu psychosomatischen Störungen. Entsprechend erweitert sich die Skala der vom Zahnarzt geforderten Kenntnisse und Leistungen.
Zu den Krankheitsbildern, die erst in jüngerer Zeit für den Zahnarzt identifiziert wurden, gehören die Eßstörungen. Wenngleich es keineswegs Sache des Zahnarztes ist, die eigentliche Ursache dieser Erkrankung zu therapieren, so kommt ihm doch eine ganz wesentliche Aufgabe in deren Erkennung und in der Behandlung der am Gebiß entstandenen Schäden zu.
Der Zahnarzt hat die Chance, anhand typischer Zahnhartsubstanzverluste die von den Patientinnen (Männer sind nur selten betroffen) sorgfältig geheimgehaltene Erkrankung zu erkennen. Er hat die Chance, mit den Patientinnen behutsam über ihr Problem zu reden und sie in die Hände des Spezialisten zu übergeben. Er hat die keineswegs leichte Aufgabe, die Gebißschäden befundadäquat zu therapieren. Angesichts des Schweregrades der Erkrankungen und der Schlüsselstellung, die ihm in der Aufdeckung und Therapie zukommt, hat der Zahnarzt geradezu die Pflicht, sich entsprechend zu informieren. Das vorliegende Buch ist dazu bestens geeignet. In komprimierter und klarer Form wird nicht nur mitgeteilt, was man zu dem Thema wissen sollte, sondern darüber hinaus manches durchaus Wissenswerte.
Ich bin überzeugt, daß dieses Buch zum Nutzen der Patienten eine weite Verbreitung finden wird.

Prof. Dr. Reinhard Marxkors

Vorwort

Den suchtartigen Störungen des Eßverhaltens, insbesondere der Anorexia nervosa und der Bulimia nervosa, ist in den letzten Jahren sowohl von wissenschaftlicher Seite als auch in der breiten Öffentlichkeit eine besonders große Aufmerksamkeit zuteil geworden; die Anzahl fachwissenschaftlicher und ebenso populärwissenschaftlicher Veröffentlichungen zu diesen Themen ist seit Ende der siebziger Jahre exponentiell angestiegen. Im zahnärztlichen Schrifttum allerdings fanden Magersucht und Bulimia nervosa bisher kaum Beachtung, obwohl bei beiden Krankheiten regelmäßig auch charakteristische Veränderungen an den Zähnen, im Mund und im Gesicht zu beobachten sind. Diese zahnmedizinischen Befunde, insbesondere die durch das chronische Erbrechen bedingten Zahnschäden der Patienten mit bulimischer Anorexia nervosa und mit Bulimia nervosa, sind in vielen Fällen jedoch ein erster entscheidender Hinweis auf das Vorliegen dieser Eßstörungen und erleichtern die frühzeitige Diagnose. Deshalb sollte der Zahnarzt nicht nur die dentalen Veränderungen bei Patienten mit Anorexia nervosa und Bulimia nervosa als Folge einer zugrundeliegenden Eßstörung erkennen können, sondern er sollte auch über andere somatische Komplikationen, über die Ätiologie und die Pathogenese sowie über die psychotherapeutischen Behandlungsmöglichkeiten bei diesen Eßstörungen informiert sein.

Das vorliegende Buch gibt, ausgehend von eigenen Untersuchungen und unter Berücksichtigung der aktuellen wissenschaftlichen Literatur, einen Überblick über die psychiatrisch-psychosomatischen und zahnmedizinischen Aspekte psychogener Eßstörungen und wendet sich damit nicht nur an den Zahnarzt, sondern auch an den Allgemeinmediziner, den Internisten und den Facharzt für Psychiatrie und Psychotherapie, um diesen durch die Kenntnis der im Zahn-, Mund-, Kiefer-, Gesichtsbereich auftretenden Komplikationen die Diagnose bzw. Differentialdiagnose bei Patienten mit Anorexia nervosa und mit Bulimia nervosa zu erleichtern.

Der zahnärztlichen Therapie bei Patienten mit bulimischer Anorexia nervosa und mit Bulimia nervosa gilt ein spezielles Kapitel; in diesem wird ein ursachengerichtetes zahnärztliches Therapiekonzept vorgestellt. Dieses ermöglicht dem Zahnarzt in Zusammenarbeit mit dem Psychiater bzw. ärztlichen Psychotherapeuten nicht nur, den langfristigen Erfolg der zahnärztlichen Maßnahmen zu sichern, sondern auch zum erfolgreichen Verlauf der Gesamtbehandlung beizutragen.

Die Autoren danken Herrn Dr. Michael Urban und den Mitarbeitern des Urban & Schwarzenberg Verlages, insbesondere Frau Ursula Illig, für die stets großzügige Förderung dieses Buches.

Münster und Bad Pyrmont,
im Frühjahr 1994
Petra Scheutzel und Rolf Meermann

Eßstörungen aus psychiatrisch-psychosomatischer Sicht

R. Meermann

Das Spektrum der psychogenen Eßstörungen

Eine zunehmende Anzahl Jugendlicher und junger Erwachsener leidet an psychogenen Eß- und Gewichtsstörungen. Manche Autoren sprechen von einer geradezu endemischen Zunahme der Krankheitsbilder *Magersucht* (Anorexia nervosa) und *Eß-Brech-Sucht* (Bulimia nervosa). Beide Krankheiten finden sich hauptsächlich beim weiblichen Geschlecht. Ergebnisse epidemiologischer Studien lassen vermuten, daß in den westlichen zivilisierten Ländern z.Z. ca. 2–4% Frauen im Alter zwischen 18 und 35 Jahren an einer Bulimia nervosa erkrankt sind. Bei der Magersucht wird für die Altersgruppe der 12–18jährigen mit einer Erkrankungshäufigkeit von 0,8 bis 1% zu rechnen sein. Der Anteil männlicher Anorexie-Patienten wird mit ca. 5% angegeben, der Anteil männlicher Bulimia-nervosa-Patienten liegt leicht darüber.

Obwohl Magersucht und Fettsucht (Adipositas) lange Zeit als zwei unterschiedliche und voneinander unabhängige psychosomatische Krankheitsbilder gegolten haben, gibt es aus klinischer Praxis und Forschung genügend Hinweise dafür, daß man eine streng dichotome Sichtweise aufgeben sollte. So finden sich z.B. beide Erscheinungsformen bei ein und derselben Person im Wechsel. Für ein solches Krankheitsbild hat Guiora den Namen „Dysorexia" vorgeschlagen [53], d.h., daß sowohl anorektische als auch bulimische Verhaltensweisen als die Extremform der gleichen Krankheit anzusehen sein könnten. Unabhängig davon hat Ziolko in Deutschland den Begriff „Hyperorexia" versus „Anorexia" benutzt [197, 198].
Die *Magersucht* erscheint klinisch zumindest in zwei Unterformen: zum einen als rein diäthaltende, abstinente Magersucht (restriktive Anorexia nervosa) und als Magersucht mit Erbrechen und Laxanzienmißbrauch (bulimische Ver-

laufsform der Anorexia nervosa). Die *Bulimia nervosa* als Eß-Brech-Sucht bzw. Freß-Kotz-Sucht ist primär charakterisiert durch anfallsweise Eßattacken und anschließende gewichtsregulierende Maßnahmen (wie Fasten, Laxanzienmißbrauch oder Erbrechen). Im Gegensatz zur Magersucht sind die Bulimia-nervosa-Patientinnen mehr oder weniger normalgewichtig. Zwischen der Bulimia nervosa und der psychosomatischen extremen Adipositas ist eine Patientengruppe einzuordnen, die PUDEL als „latent Adipöse" bezeichnet hat [138].

Wir sind der Meinung, daß Eß-/Gewichtsstörungen besser erforscht und verstanden werden können, wenn man statt eines statischen Diagnosesystems ein dynamisches und dimensionsorientiertes Modell benutzt. Mit dem Begriff *dynamisch* meinen wir, daß wir den Faktor Zeit äußerst wichtig in einem deskriptiven Ansatz nehmen wollen, der den Verlaufsaspekt der Erkrankung mitberücksichtigt, und der zeigt, daß sich die klinische Gesamtsituation ständig verändern kann. Tatsächlich ist nämlich jede klinische Diagnosestellung nur das Ergebnis einer bestimmten Einschätzung zu einem fixen Zeitpunkt, d.h. ein statisches Bild, ein „Schnappschuß" oder auch ein Querschnitt der zu einem bestimmten Zeitpunkt beobachteten klinischen Charakteristika. Unser dynamischer Ansatz bezieht die Tatsache mit ein, daß sich das klinische Bild einer dysorektischen Patientin im Laufe der Zeit ändern kann, während sich das zugrundeliegende Problem nicht verändert. Dementsprechend befürworten wir auch ein dimensionales Modell. Dieses Modell berücksichtigt die Heterogenität der Eßstörungen als eine klinisch relevante Tatsache und weist auf die Zusammenhänge der anorektischen Pathologie mit anderen Eß- und Gewichtsstörungen wie Bulimia nervosa und der psychosomatischen Adipositas hin.

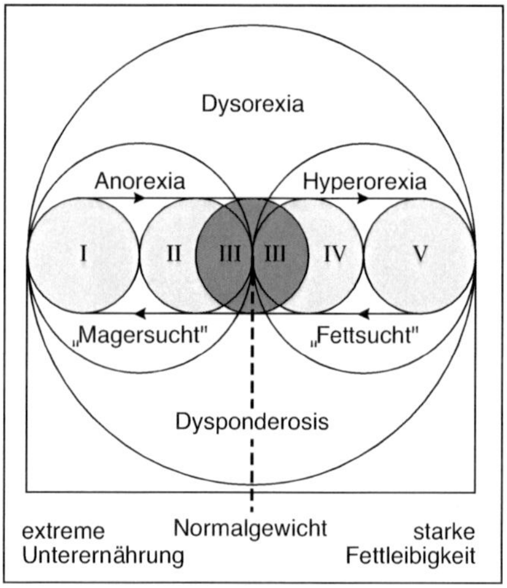

Abb. 1 Ein dimensionales Modell der Eß- und Gewichtsstörungen [aus: 116].
I = diäthaltende Abstinenzler
II = Erbrecher/Abführer
III = Bulimia nervosa
IV = dünne-dicke Leute, latent Adipöse
V = extreme stabile Fettsucht

Das in Abbildung 1 gezeigte Dysorexia-/Dysponderosis-Kontinuum stellt unseren Versuch dar, Eß-/Gewichtsstörungen auf eine dynamische und dimensionale Art und Weise zu beschreiben. Wenn man das zugrundeliegende seelische Problem als gestörtes Eßverhalten bezeichnet (unregelmäßiger Appetit, Hunger und/oder Sättigung), dann kann man die Störung der Dimension *Dysorexia* (Anorexia oder Nahrungsmittelabstinenz versus Hyperorexia oder Überessen) zuordnen. Wenn man die Krank-

Tabelle 1 Vergleich zwischen Anorexia nervosa und Bulimia nervosa [aus: 117].

	Anorexia nervosa	**beide Syndrome**	**Bulimia nervosa**
Epidemiologie		nimmt mit höherem sozioökonomischen Status zu	
	90–95% weiblich		mehr als 80% weiblich
	etwas jünger		etwas älter
	ca. 1–3% aller Mädchen vor der Hochschulreife zeigen (prä)klinische Symptome		5–13% der College-besucherinnen zeigen präklinische Symptome
Krankheits-verlauf	häufig Umwandlung in eine chronische Bulimia nervosa		selten Umwandlung in eine chronische essenseinschränkende Anorexia nervosa
Gewicht	unter 80% des Idealgewichts		schwankendes Gewicht in oder um den Norm-bereich
Menstruelle Perioden	fehlen		sind unregelmäßig oder fehlen
Verhalten	Angst vor dem Dickwerden durch erwarteten Kontrollverlust beim Essen	Besessenheit mit Nahrung, Gewicht und Körperfülle; oft dysphorisch und schuldbeladen, oft gesellschaftlich isoliert	Angst vor dem Dickwerden durch tatsächlichen Kontrollverlust beim Essen
	mehr zwanghaft		mehr hysterisch
	sind sich weniger der psychologischen Gestörtheit bewußt		sind sich der psycho-logischen Gestörtheit stärker bewußt

heit jedoch hauptsächlich als eine Störung oder einen Ausfall der Gewichtsregulation ansieht, so scheint es passender, von der Dimension *Dysponderosis* (Streben nach Dünnsein oder Magersucht versus Fettleibigkeit oder Adipositas) zu sprechen.

An das eine Ende des Kontinuums legen wir das klassische Bild der restriktiven Anorexia nervosa, der Patientin, die ständig abnimmt und nichts zunehmen will. Die Untergruppe der bulimischen Anorexia nervosa (mit Erbrechen und Laxanzienmißbrauch) leitet über zur Bulimia nervosa, die gewissermaßen eine zentrale Position zwischen der bulimischen Anorexie auf der einen und den übergewichtigen, zwanghaft sich überessenden Patienten auf der anderen Seite darstellt. Letztere sind (ehemals) fettleibige Patienten, die nur durch ständige gedankliche Beschäftigung mit Nahrung und Kalorien mühsam ihr Normalgewicht halten können. Am anderen Ende des Kontinuums sind die mehr oder weniger stabilen psychosomatischen Fettleibigen anzuordnen, bei denen das Übergewicht das Resultat von verschiedenen Faktoren – nicht nur durch Hyperphagie verursacht – ist.

Diese fünf aufgezeigten Symptomgruppen müssen als eine Art von Markierungspunkten verstanden werden, nach denen die individuelle Krankengeschichte eines einzelnen Patienten nachzuzeichnen ist. Manche Patienten entwickeln nur eine dieser klinischen Formen, während andere sich möglicherweise von einer Position zur anderen bewegen. Auch das Oszillieren zwischen zwei Markierungspunkten findet sich häufig. Die Austauschbarkeit oder Abwechslung der Symptome ist entweder ein spontanes Phänomen (z.B. kann ein chronisch fettsüchtiger Patient oder ein anorektischer Diäthaltender im Laufe der Zeit zu einem Anfallsesser werden), oder sie wird durch die ärztliche Intervention (d.h. iatrogen) verursacht (der extrem fettleibige Patient wird, wenn er auf eine strenge Diät gesetzt wird, zu einem latent Adipösen; nicht lege artis ausgeführte Zwangsernährung eines ausgemergelten Anorektiker bringt zwangsläufig auch immer das Risiko der Auslösung von Verhaltensweisen mit sich, die zu Erbrechen und Abführen beim Patienten führen).

Diagnostische Kriterien

Auf die Schwierigkeiten einer validen Diagnose der Magersucht und Bulimia nervosa sind wir an anderer Stelle ausführlich eingegangen [116, 177]. Aus praktisch klinischen Gründen bevorzugen wir die Diagnosekriterien des „Diagnostischen und statistischen Manuals" (DSM-IV) von 1994 der Amerikanischen Psychiatrischen Gesellschaft. In der Bundesrepublik bedeutsam ist darüber hinaus die Internationale Klassifikation der Krankheiten der Weltgesundheitsorganisation (WHO) in der Fassung des ICD-10 [30].

Die klinische Diagnose der Anorexia nervosa dürfte in aller Regel kein allzu großes Problem darstellen. Neben dem kachektischen Gesamtzustand ist insbesondere das subjektive Erleben (die Einstellung der Patientin zu Körpergewicht und ihrer äußeren Erscheinungsform) richtungweisend. Fremdanamnestische Angaben in bezug auf das Eßverhalten sind hilfreich (vgl. S. 12 ff.).

Tabelle 2 Diagnostische Kriterien der Anorexia nervosa (auf der Grundlage des Entwurfes zum DSM IV).

Das Körpergewicht wird absichtlich nicht über dem der Körpergröße oder dem Alter entsprechenden Minimum gehalten, d.h. Gewichtsverlust auf ein Gewicht von 15% oder mehr unter dem zu erwartenden Gewicht bzw. während der Wachstumsperiode. Ausbleiben der zu erwartenden Gewichtszunahme mit der Folge eines Gewichts von 15% oder mehr unter dem erwarteten Gewicht.
Starke Angst vor Gewichtszunahme oder Angst vor dem Dickwerden, obgleich Untergewicht besteht.
Störung der eigenen Körperwahrnehmung hinsichtlich Gewicht oder Form, übermäßiger Einfluß von Körperform oder -gewicht auf die Selbstbewertung oder Verkennung der Ernsthaftigkeit des derzeitigen geringen Körpergewichts.
Bei Frauen Aussetzen von mindestens 3 aufeinanderfolgenden Menstruationszyklen, deren Auftreten sonst zu erwarten gewesen wäre (primäre oder sekundäre Amenorrhoe; bei Frauen liegt eine Amenorrhoe vor, wenn die Menstruation nur bei Gabe von Hormonen, z.B. Östrogenen, eintritt).

Bei der Bulimie muß klar unterschieden werden zwischen Bulimie als Symptom und Bulimie als Syndrom [176]. Bulimie kann zunächst ganz allgemein als ein unwiderstehlicher Drang nach gewöhnlich sehr kalorienreicher Nahrung beschrieben werden. Er äußert sich dann in Phasen übermäßiger Nahrungsaufnahme, in denen die Patientin einen Kontrollverlust über ihr Eßverhalten erlebt. Diesem übermäßigen Essen folgt (selbstherbeigeführtes) Erbrechen, der Mißbrauch von Abführmitteln und/oder Diuretika oder rigoroses Fasten, das den Zweck verfolgt, das Körpergewicht unter Kontrolle zu halten. Dies alles geschieht aus Furcht, zu dick zu werden.

Bulimie als *Symptom* oder eigenständige Komponente funktionell gestörten Verhaltens (Synonyme: „Hyperorexie“, „zwanghaftes Essen“, „anfallartiges Essen“) bezeichnet deskriptiv einen unkontrollierbaren Drang, große Mengen an Nahrung zu sich zu nehmen. Dies kann mit verschiedenen Arten von seelischen Erkrankungen und organischen Krankheiten (z.B. Gehirntumoren) in Zusammenhang stehen. Der Vollständigkeit halber sei erwähnt, daß Bulimie noch in folgenden Varianten auftreten kann, die nicht als unmittelbar problematisch betrachtet werden müssen:

- situationsbedingte Bulimie, die häufig jedoch ohne ernstliche Konsequenzen, z.B. unter Angehörigen bestimmter Subgruppen von Studenten, auftritt
- hedonistische Bulimie oder Spaß am gelegentlichen übermäßigen Essen ohne die begleitende Angst vor der Gewichtszunahme und ohne das darauffolgende Erbrechen oder den Mißbrauch von Laxanzien
- Bulimie zum Zwecke der Streßreduktion ohne die begleitende Angst vor der Gewichtszunahme.

Es existieren auch Formen des psychogenen Erbrechens, die nicht mit Eßstörungen assoziiert sind (vgl. S. 8 ff.). Bulimie als *Syndrom* wurde in der Literatur unter verschiedenen Namen beschrieben: „Bulimie", „Bulimia nervosa", „Bulimarexie", „bulimisches Syndrom", „Hyperorexia nervosa", „Dick-Dünn-Syndrom", „Diät-Chaos-Syndrom", „abnormes Normalgewichtskontrollsyndrom", „Stopfsyndrom", „zwanghaftes Essen", „nächtliches Eßsyndrom", „Eß-Brech-Syndrom". Der englische Psychiater Russel war der erste, der die diagnostischen Kriterien dieses Syndroms bestimmte und es mit dem Namen „Bulimia nervosa" eindeutig bezeichnete, um die Verbindung zur Anorexia nervosa deutlich zu machen [150].

Seit dem DSM-III-R (1987) können wir Bulimia nervosa als einen regelmäßig wiederkehrenden *Kontrollverlust* über das Eßverhalten beschreiben, der häufige Episoden anfallartigen Essens und gestörte Eßgewohnheiten zur Folge hat. Eine besondere Variante hierzu ist das von uns erstmals beschriebene Kau-Spuck-Syndrom: Die jeweilige Person ißt sehr langsam, läßt das Essen förmlich im Mund zergehen ohne es zu schlucken und spuckt es dann wieder aus [175].

Während das Körpergewicht mehr oder weniger in normalen Grenzen liegt, existiert eine krankhafte Besorgnis um die eigene Figur und das Körpergewicht. Dabei steht die Furcht vor dem Verlust der Kontrolle über das Eßverhalten und der sich daraus ergebenden Gewichtszunahme im Mittelpunkt der Befürchtungen. Die Patientin ist sich dabei der Abnormalität ihres Eßverhaltens durchaus bewußt, und den Phasen anfallartigen Essens folgen häufig depressive Gefühle und Gedanken (Scham und Schuld). Das gestörte Eßverhalten kann wie folgt klassifiziert werden:

- Eine Eßattacke besteht gewöhnlich in der exzessiven Aufnahme zumeist kalorienreicher Nahrung (zwischen 1000 und 10.000 Kalorien pro Anfall, manchmal mehr). Je ausgeprägter die Neutralisierungsstrategien sind (insbesondere Erbrechen und/oder Abführen), um so gestörter ist das Eßverhalten. Die Exzessivität manifestiert sich eher in der subjektiven Erfahrung als in der Quantität der konsumierten Nahrung: Einige Patientinnen betrachten schon die Aufnahme kleiner Mengen „verbotener" Lebensmittel als Eßanfall; andere beschränken sich nicht auf das Erbrechen und verwenden zusätzlich Appetitzügler, Abführmittel und Diuretika.
- Die Patientinnen erleben einen unkontrollierbaren Drang zu essen und/oder die Furcht, unfähig zu sein, mit dem Essen aufzuhören, nachdem sie einmal damit begonnen haben. Es wirkt wie eine von ihrer Person entfremdete (ichdystone) Kraft, der sie nicht widerstehen können.
- Der Eßanfall findet statt, wenn man allein ist, zumeist im verborgenen, zu jeder beliebigen Tages- oder Nachtzeit, jedoch häufig nach der Arbeit oder der Schule, abends oder sogar nachts. Manche Bulimikerinnen haben ein so starkes Verlangen, daß sie die Anwesenheit anderer gar nicht beachten.
- Der emotionale Zustand unmittelbar vor dem Eßanfall kann als eine besondere Form innerer Unruhe oder Spannung bezeichnet werden. Die Eßanfälle können hervorgerufen werden durch: Hungergefühl, den

Tabelle 3 Diagnostische Kriterien der Bulimia nervosa (auf der Grundlage des Entwurfes zum DSM IV).

Wiederkehrende Episoden von Heißhungeranfällen mit den folgenden charakteristischen Merkmalen:
Essen einer Menge an Nahrungsmitteln innerhalb einer bestimmten Zeitspanne (z.B. 2 Stunden), die eindeutig größer ist als die Menge, die die meisten Menschen in derselben Zeit essen würden;
das Gefühl, während der Heißhungeranfälle die Kontrolle über das Essen zu verlieren (z.B. das Gefühl, nicht aufhören zu können oder keine Kontrolle darüber zu haben, was oder wieviel man ißt.
Wiederkehrendes unangepaßtes kompensatorisches Verhalten, wie selbstinduziertes Erbrechen, Gebrauch von Laxanzien, Diuretika oder anderen Medikamenten, strenge Diäten oder Fasten, starke körperliche Betätigung, um eine Gewichtszunahme zu vermeiden.
Durchschnittlich mindestens 2 Heißhungeranfälle und unangemessenes kompensatorisches Verhalten pro Woche seit mindestens 3 Monaten.
Selbstwahrnehmung wird in verzerrender Weise durch Körperform und Gewicht beeinflußt.
Die Störung tritt nicht während Episoden von Anorexia nervosa auf.

Wunsch, „verbotene“ Lebensmittel zu sich zu nehmen, bestimmte emotionale Zustände wie Ängstlichkeit, Traurigkeit, Ärger oder Enttäuschung (z.B. aufgrund einer Gewichtszunahme), Langeweile und Einsamkeit.

- Die Häufigkeit variiert stark, aber im allgemeinen kann man annehmen, daß die Hälfte der Patientinnen zumindest einen Eßanfall pro Tag hat.
- Die Dauer eines Eßanfalls variiert ebenfalls beträchtlich, angefangen von wenigen Minuten bis hin zu mehreren Stunden. Oft nimmt der Anfall einen rituellen Charakter an.
- Während des Eßanfalls zeigen die Patientinnen eine typische Vorliebe für bestimmte Arten von Lebensmitteln: Sie nehmen kalorienreiche Nahrung (zumeist süße und fette Sachen) zu sich, was nicht mit der Diät, die sie einhalten wollen, vereinbar ist; sie konsumieren Lebensmittel, die wenig Zubereitungsaufwand erfordern; manchmal essen sie immer das gleiche, jedoch in unverhältnismäßig großen Mengen.
- Oftmals sind die Eßanfälle oder zumindest günstige Gelegenheiten hierzu im voraus geplant. Im Moment des Auftretens kann die Eßattacke anfallartigen Charakter zeigen, was den Anschein erweckt, sie trete plötzlich auf und ginge mit einem tatsächlichen Kontrollverlust einher. Die betroffenen Personen sind sich kaum ihrer

Handlungen bewußt. Sie essen zumeist ohne jegliches Geschmacksempfinden, für einige scheint jedoch etwas Angenehmes und Beruhigendes mit dem Eßanfall in Verbindung zu stehen. Sie empfinden kein Sättigungsgefühl, höchstens Bauchschmerzen („geschwollener" Magen, „vollgestopfter" Bauch).

- Der Anfall hat „Nachwirkungen": Die Patientinnen fühlen sich aufgeschwollen und unbehaglich. Schuldgefühle und Selbstvorwürfe treten auf, weil sie sich trotz aller guten Absichten oder Versprechungen wieder einmal haben „gehenlassen".
- Der Eßanfall wird beendet durch Schlafengehen („müde", „erschöpft", ein „miserables Gefühl", „um alles zu vergessen"), Erbrechen oder Abführen, um der Gewichtszunahme vorzubeugen (Mißbrauch von Abführmitteln und/oder Diuretika, lange Fastenperioden, u.U. mit Hilfe von Appetitzüglern).
- Die täglichen Eßgewohnheiten sind unregelmäßig in bezug auf Häufigkeit und Menge der Lebensmittel, ihre Qualität und/oder den Zeitplan der Nahrungsaufnahme: Gewöhnliche Mahlzeiten werden übersprungen oder gestalten sich extrem reichhaltig. Andere Patientinnen essen „normal" oder sogar recht viel zu festgelegten Terminen, erbrechen sich jedoch danach.
- Die Patientinnen beschäftigen sich gedanklich außergewöhnlich stark mit Lebensmitteln und ihrer Figur (besonders mit der Angst, dick zu werden). Deshalb wiegen sie sich sehr häufig, oft unmittelbar nach dem Erbrechen, um das Gleichbleiben ihres Körpergewichts zu kontrollieren. Sie nehmen ihren Körper verzerrt wahr, neigen dazu, ihre Maße zu überschätzen.

Differentialdiagnose

Eine exakte Diagnose psychogener Eßstörungen kann nur durch den Spezialisten, d.h. durch den Facharzt für Psychiatrie und Psychotherapie gestellt werden. Viele Allgemeinärzte mit entsprechender psychiatrisch-psychosomatischer Erfahrung sind ebenfalls in der Lage, eine exakte und reliable Diagnose zu stellen. Eine Diagnosestellung kann jedoch nur durch die Zusammenschau von psychopathologischen und somatischen Befunden erfolgen, d.h., daß eine körperliche Untersuchung der Kranken unverzichtbar ist. Erst die Synopse aus somatischen Befunden und den Ergebnissen des klinischen Interviews schließt alle anderen differentialdiagnostischen Möglichkeiten aus und ermöglicht eine entsprechende Indikationsstellung, z.B. zu ambulanter oder stationärer Psychotherapie.

Die Diagnose der Anorexia nervosa ist unseres Erachtens relativ leicht zu stellen, wenn der Arzt dem Verhalten und dem subjektivem Erleben der Patient in mehr Aufmerksamkeit schenkt als ihren Körperfunktionen. Aus diesem Grund können wir gar nicht oft genug darauf hinweisen, wie wichtig es ist, die Patientin zu fragen, wie sie selbst ihr Problem sieht, bevor eine Routine-Anamnese erhoben wird (vgl. S.12 ff.).

Der Grund für die körperliche (somatomedizinische) Untersuchung und ggf. den Einsatz von zusätzlicher apparativer

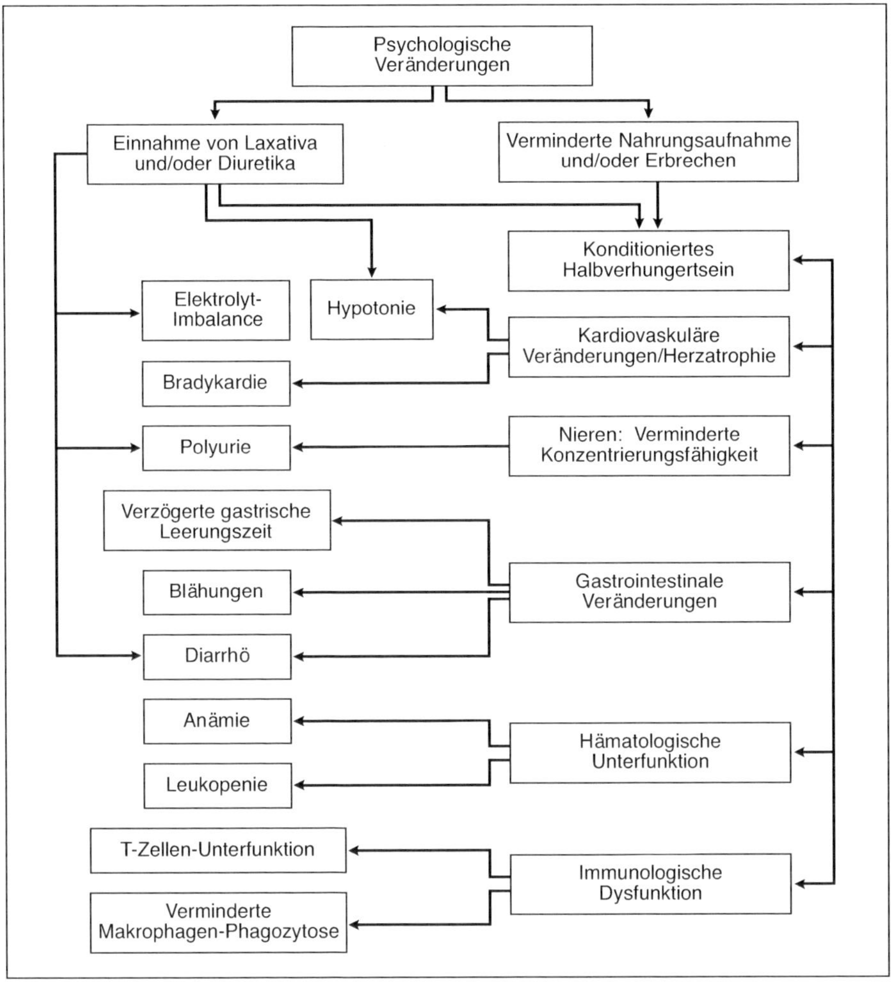

Abb. 2 Metabolisch-morphologische Veränderungen bei Anorexia nervosa [aus: 116].

Diagnostik (vgl. S. 16 ff.) ist der Ausschluß somatischer Ursachen für die Unterernährung und die Dokumentation von greifbaren somatischen Konsequenzen der Aushungerung, die auch während des Verlaufs der Therapie überwacht werden müssen.

Anorexia nervosa

Durch klinisches Interview und körperliche Untersuchung müssen somatische und psychiatrische Differentialdiagnosen ausgeschlossen werden. Einige metabolisch-morphologische Veränderun-

Tabelle 4 Klinische Symptome der Magersucht, Konversionsneurose, Schizophrenie und Depression [verändert nach: 45].

Merkmal	Anorexia nervosa	Konversions-syndrom	Schizophrenie	Depression
extrem ausgeprägtes Streben nach Dünnsein	deutlich	nicht vorhanden	nicht vorhanden	nicht vorhanden
selbstauferlegtes Hungern	deutlich (zurückzuführen auf die Angst vor dem Dickwerden)	nicht vorhanden	nicht vorhanden	nicht vorhanden
Störungen des Körperschemas	vorhanden	nicht vorhanden	selten	nicht vorhanden
Appetit	noch vorhanden	unterschiedlich ausgeprägt	normal	echte Appetitlosigkeit
Sättigung	meist im Sinn von Völlegefühl, Übelkeit, schnelle Sättigung	unterschiedlich ausgeprägt	unterschiedlich ausgeprägt	unterschiedlich ausgeprägt
Vermeiden spezieller Nahrungsmittel	vorhanden (bei Kohlenhydraten oder Nahrungsmitteln, die als hochkalorisch eingeschätzt werden)	nicht vorhanden	vorhanden (bei Nahrungsmitteln, von denen angenommen wird, daß sie vergiftet sind)	kein Interesse mehr an jeder Art von Nahrung
Bulimie	vorhanden bei 30–50%	kann vorkommen	selten	selten
Erbrechen	vorhanden (um eine Gewichtszunahme zu verhindern)	vorhanden (hat Symbolcharakter)	selten (um unerwünschte Auswirkungen auf den Körper zu verhindern)	nicht vorhanden

Merkmal	Anorexia nervosa	Konversions-syndrom	Schizophrenie	Depression
Laxan-zienmiß-brauch	vorhanden (um eine Gewichts-zunahme zu verhindern)	selten vor-handen (hat Symbol-charakter)	nicht vorhanden	nicht vorhanden
Aktivitäts-niveau	erhöht	reduziert oder unverändert	unverändert	reduziert
Amenor-rhoe	vorhanden	nicht vorhanden	nicht vorhanden	nicht vorhanden

gen als Sekundärfolge der Kachexie sind in Abbildung 2 wiedergegeben.

Die Darstellung dieser Befunde bedeutet nicht, daß man bei allen Patienten nach diesen Anomalitäten suchen soll. Im Gegenteil wollen wir zeigen, wie die Magersucht mit zahlreichen metabolischen, physiologischen und endokrinologischen Veränderungen verbunden sein kann. Diese können ihrerseits wiederum direkt mit dem Zustand der Unterernährung zusammenhängen und sind für gewöhnlich bei einer Gewichtszunahme reversibel. Insofern sollte eine routinemäßige Laboruntersuchung durchgeführt werden, um evtl. andere Ursachen für die Unterernährung auszuschließen und um das Ausmaß der Unterernährung zu bestimmen: rotes und weißes Blutbild, Elektrolyte, Leberwerte, Gesamtprotein, Kreatinin, um nur die wichtigsten Werte zu nennen. Einige physiologische Veränderungen, wie z.B. der Anstieg in den Serumenzymen S-GOT, LDH und der alkalischen Phosphatase, können bei Gewichtsrestitution auftreten und gehen wieder auf normale Werte zurück, wenn die Patientin eine Zeitlang ihr normales Gewicht gehalten hat.

Im Falle einer extremen Bradykardie, von Herzrhythmusstörungen, systolischen Herzgeräuschen oder auch Elektrolytverschiebungen sollte ein EKG durchgeführt werden. Zum sicheren Ausschluß eines Gehirntumors empfehlen wir ein EEG und eine Cranielle Computertomographie (CCT).

Psychiatrische Differentialdiagnosen betreffen im wesentlichen schizophrene Patienten, die aufgrund von Wahnvorstellungen in bezug auf Nahrung aufhören zu essen. Diese zeigen jedoch nicht die Gewichtsphobie und den Drang zum Dünnsein, der für die Magersucht charakteristisch ist. Trotzdem können die nahezu wahnhaften Vorstellungen, die Magersucht-Patientinnen bezüglich ihres Körpers oder Nahrungsmittel haben, nahelegen, daß es sich bei der Anorexia nervosa um eine „forme fruste" der Schizophrenie handelt. Es gibt zwar Berichte über die Entwicklung von Schizophrenie bei anorektischen Patienten, für gewöhnlich sind psychotische Zustände bei Magersüchtigen

oder bulimischen Patienten jedoch vorübergehender Natur.
Sehr viel häufiger findet sich hingegen eine Komorbidität von Magersucht und depressiver Störung. Weitere psychiatrische Differentialdiagnosen sind Zwangsneurose und psychogenes Erbrechen. Tabelle 4 listet einige psychiatrische Differentialdiagnosen der Magersucht auf.

Bulimia nervosa

Körperliche Ursachen für bulimische Attacken können hypoglykämische Zustände bei Diabetes mellitus oder auch Gehirntumoren sein. Deshalb empfehlen wir das gleiche somatische Ausschlußprogramm wie bei der Magersucht.
An *psychiatrischen Differentialdiagnosen sind* in erster Linie die Depressionen zu nennen. Viele Bulimikerinnen leiden an depressiven Symptomen wie Traurigkeit, Schlafstörungen, Konzentrationsproblemen, Mattigkeit, negativen und/oder lebensmüden Gedanken, geringem Selbstwertgefühl.
Andere Probleme sind Impulsivität und Sucht: Manche Patientinnen stehlen Geld oder Nahrungsmittel, um ihr Verlangen zu befriedigen. In der Literatur wird über Mißbrauch und Abhängigkeit von Alkohol, Medikamenten und Drogen berichtet. Einige Patientinnen zeigen promiskuitives Verhalten. Manchmal kommt es sogar zu Selbstmutilationen. Weitere psychiatrische Differentialdiagnosen sind Zwangsneurose, histrionische Persönlichkeitsstörung bzw. Borderline-Persönlichkeitsstörung.

Das klinische Interview

Anorexia nervosa

Häufig wird die Diagnose einer Magersucht deshalb nicht beim praktischen Arzt gestellt, weil
- ein wenig ausgeprägter Gewichtsverlust vorliegt (z.B. bei der bulimischen Anorexie)
- unnötige und aufwendige Untersuchungen ausgeführt werden, um andere Krankheiten auszuschließen
- die Patienten selber abstreiten, an Eß- und Gewichtsstörungen zu leiden.

Verleugnung, d.h. die einfache Verneinung einer Situation, über die sich andere Sorgen machen, kann zwar sicherlich schon das erste Hindernis im diagnostischen Prozeß sein, dies jedoch hauptsächlich für unerfahrene Kliniker. Vielmehr sollte die Tatsache, daß ein offensichtlich unterernährtes Mädchen behauptet, gesund zu sein, und sich auch so benimmt, ein erster und ernster Hinweis sein, der den Argwohn verstärkt und Anlaß zu einer direkten Befragung der Patientin und ihrer Familie gibt. Magersüchtige täuschen ihre Umwelt so perfekt, daß sie wegen eines ganz anderen Aspektes ihrer Erkrankung in intensiver medizinischer Behandlung sein können, auch z.B. wegen Diarrhoen unklarer Ursache und der Frage, ob diese durch exzessive Laxanzieneinnahme verursacht wurden oder nicht, ohne daß die zugrundeliegende Gewichtsphobie diagnostiziert wurde.
Tabelle 5 gibt einige Hinweise für den Verlauf einer gezielten Anamnese. Wichtig ist das bewußtseinsferne Kriterium der Krankheitsverleugnung bzw. Krankheitsverleugnungstendenz vieler magersüchtiger Patientinnen. Auch haben

Tabelle 5 Allgemein-medizinisches Interview bei Patienten mit einem Gewichtsproblem [aus: 116].

1. Ansichten des Patienten über das Problem – Gibt es eine Gewichtsstörung?
2. Beginn des Problems
3. Verlauf des Problems
4. Verschlechternde oder verbessernde Umstände
   a) Art der Umstände
   b) Andauer der Verschlimmerung oder Remission
   c) Diät- und Aktivitätsgeschichte
5. Krankengeschichte – inklusive Medikamenten-, Drogen- oder Alkoholgebrauch oder -mißbrauch
6. Untersuchung der Körperfunktionen mit besonderer Aufmerksamkeit auf evtl. begünstigende oder verschlimmernde medizinische Probleme
7. Familiengeschichte in bezug auf Gewichtsstörungen, genetische Anomalitäten, Krankheiten mit Bezug zu Gewichtsstörungen
8. Psychiatrische Krankengeschichte

Tabelle 6 Interviewleitfaden zur Exploration anorektischen Verhaltens [aus: 116].

1. Gewicht

Wie denkst Du über Dein jetziges Gewicht?
Hast Du in der letzten Zeit Gewicht verloren? Wieviel in welchem Zeitraum?
Wolltest Du Gewicht verlieren? Wieviel und warum?
Was ist Dein Idealgewicht?
Fühlst Du Dich oft „fett"?
Denken andere Leute (z.B. zu Hause), daß Du Gewicht verlieren oder zunehmen solltest?
Hast Du Angst davor, übergewichtig zu werden?
Wieviel würdest Du bei Dir als Übergewicht bezeichnen?
Benutzt Du manchmal Abführmittel/Entwässerungstabletten, um Gewicht zu verlieren?
Bist Du jemals wegen einer Gewichtsstörung behandelt worden?

2. Nahrungsaufnahme

Was ißt Du? Wie viel? Wie oft? Wann und wo?
Ziehst Du es vor, allein zu essen? Vermeidest Du es, vor anderen zu essen?
Fastest Du manchmal? Wie oft? Für wie lange?
Hast Du jemals Angst, nicht mit dem Essen aufhören zu können?
Ißt Du jemals große Mengen an Nahrung in einem sehr kurzen Zeitraum?
Überrascht Du Dich oft dabei, wie Du ständig über Essen und Kalorien nachdenkst?
Stört das Essen Deinen Lebensrhythmus? In welchem Ausmaß?
Führst Du jemals Erbrechen herbei, nachdem Du gegessen hast?
Nimmst Du jemals Pillen, um Deinen Appetit zu zügeln?
Glaubst Du, daß Dein Eßverhalten normal ist?
Bist Du jemals wegen einer Eßstörung behandelt worden?

3. Aktivität

Übst Du Sport aus? Welche Sportarten?
Fühlst Du Dich schneller müde als früher?
Hast Du einen aktiven Lebensstil (jetzige und frühere sportliche Entwicklung, Art des Berufs: aktiv, sitzend, mit Essen zu tun)?

Tabelle 7 Themen zur Exploration der Bulimie [aus: 116].

Heißhungeranfälle
Empfindet die Patientin einen „unkontrollierbaren" Drang zu essen?
Wie oft empfindet sie diesen Drang, und wie lange dauert er an?
Was geht diesem Verlangen voraus?
Woran denkt die Patientin, bevor sie einen Heißhungeranfall hat?
Was für Aktivitäten übt die Patientin aus, bevor sie den Drang verspürt, unkontrolliert zu essen?
Zu welcher Tageszeit hat sie diese Heißhungeranfälle?
Wenn sie auf diesen Drang hin ißt:
Welche Arten und Mengen von Nahrungsmitteln nimmt sie zu sich?
Wie schnell ißt sie die Nahrung?
Was für andere Aktivitäten übt sie aus, während sie ißt?
Wo nimmt sie die Nahrung zu sich?
Ißt sie allein oder in Gegenwart anderer?
Woran denkt die Patienten, während sie ißt?
Wie viele solcher „Eßsuchtanfälle" hat die Patientin pro Woche?
Warum hört die Patientin zu essen auf?
Was für Auswirkungen haben die Heißhungeranfälle?
Was für ein Selbstwertgefühl hat die Patientin direkt nach einem Anfall?
Was für eine Stimmung hat sie nach einem Anfall?
Wie reagieren andere Leute auf ihre Eßanfälle?
Was für Aktivitäten führt die Patientin nach ihrem Eßanfall aus?

Abführen der Nahrung
Verspürt die Patientin den Drang, durch Erbrechen oder durch Laxativa oder Diuretika abzuführen?
Was geht diesem Verlangen voraus?
Verspürt sie dieses Verlangen auch nach normalen Mahlzeiten?
Ist dieses Verlangen stärker (oder schwächer) nach dem Genuß bestimmter Nahrungsmittel?
Was für ein Selbstwertgefühl und was für subjektive Gedanken hat sie direkt vor dem Abführen?

Erbrechen
Wie oft (in Brechanfällen pro Tag oder Woche und wie viele Male pro Anfall) erbricht sich die Patientin?
Wie führt sie den Brechreiz herbei?
Ist es für die Patientin schwierig und/oder schmerzhaft, sich zu erbrechen?
Wie lange nach dem Essen übergibt sie sich?
Was für Umstände begleiteten den ersten Vorfall?

Laxativ- und/oder Diuretikum-Gebrauch
Wie oft benutzt die Patientin diese Mittel?
Welche Arten von Laxativa oder Diuretika benutzt sie?
In welchen Dosen nimmt sie Laxativa und Diuretika ein?
Was für Umstände begleiteten den ersten Vorfall?

Andere Informationen über die Essensgewohnheiten
Zu welchen Tageszeiten ißt die Patientin?
Nimmt sie regelmäßige Mahlzeiten zu sich?

Plant sie ihre Mahlzeiten im voraus?
Welche Arten und Mengen von Nahrungsmitteln nimmt sie zu sich?
Was für einen Nährwert hat ihre Diät?
Hat die Patientin einen ungefähren Einblick in ihre Ernährungsbedürfnisse?
Hat sie Meinungen/Ansichten, die sie davon abhalten, eine normale Diät zu halten?

Körpergewicht
Wie groß ist die Patientin, und was wiegt sie?
wieviel würde sie gern wiegen?
Hält sie sich selbst für übergewichtig?
Wie stark hat ihr Gewicht im Zusammenhang mit ihren Eß- und Abführanfällen variiert?
Wie hoch war ihr höchstes Gewicht?
Wie niedrig war ihr niedrigstes Gewicht?

Motivationale Faktoren
Was für Vorteile zieht sie aus ihrem bulimischen Verhalten? Die am meisten genannten Vorteile sind:
Kontrolle über das Verhalten anderer.
Befriedigung aufgrund der effektiven und einfachen Methode der Gewichtskontrolle.
Bulimie ist eine gute Ausrede, um sich nicht aktiv betätigen zu müssen.
Was für negative Konsequenzen würden für die Patientin daraus entstehen, wenn sie ihr Verhalten aufgeben würde? Die am häufigsten genannten negativen Konsequenzen sind:
Die Patientin würde ihre Kontrolle über andere verlieren und müßte angepaßtere Kommunikationsmuster entwickeln. Sie könnte nicht mehr effektiv und einfach ihr Gewicht beibehalten und müßte dementsprechend passendere, relativ komplizierte Methoden der Gewichtsregulation anwenden. Sie würde ihr Gesicht verlieren, wenn sie zugeben müßte, daß ihr Problemverhalten schon die ganze Zeit unter ihrer Kontrolle war.
Sie könnte nicht mehr andere für ihr Verhalten verantwortlich machen, sondern müßte selbst die Verantwortung dafür übernehmen.
Wie hoch ist der potentielle Verstärkungswert von üblicherweise benutzten Belohnungen wie sozialer Anerkennung durch wichtige Bezugspersonen, Geld, besondere Privilegien und nicht dringend benötigte Kleidung?

viele Patientinnen oft Probleme, spontan und klar in eine direkte Kommunikation mit dem Arzt über ihre Symptomatik zu treten. Dementsprechend ist der erste und wichtigste Schritt der Aufbau einer guten Arzt-Patient-Beziehung, um negative bzw. aggressive Reaktionen zu verhindern und mit statt gegen die Familie zu arbeiten. Wenn so beide Parteien, Patient und Familie, auf eine einfühlsame und verständnisvolle Art und Weise angesprochen werden, kann das klinische Interview, das sich auf das typische anorektische Verhalten konzentriert, durchgeführt werden (Tabelle 8). Ein solches Interview bringt nicht nur wichtige Informationen, sondern kann auch das Vertrauen der Patientin und/oder der Familie gewinnen, wenn der Arzt die richtigen Fragen auf die richtige Art und Weise stellt.

Bulimia nervosa

In Tabelle 7 haben wir einige Hinweise für Interviewthemen mit Bulimia-nervosa-Patienten zusammengestellt.

Tabelle 8 Mögliche Befunde der körperlichen Untersuchung einer Magersüchtigen [aus: 116].

allgemein	Untergewicht Kachexie Hypothermie Bradypnoe
kardiovaskulär	Hypotonie Bradykardie Arrhythmien periphere Ödeme Akrozyanose
kutan	atrophe, trockene Haut gelbliche Haut Haarverlust Lanugohaare
oral	dentale Anomalitäten geschwollene Speicheldrüsen

Körperliche Befunde

Anorexia nervosa

Die allgemein körperliche Untersuchung beinhaltet die Messung von Körpergröße und -gewicht, vorzugsweise unbekleidet (cave Täuschungsversuche durch die Patientin, wie z.B. durch Verstecken von schweren Gegenständen in der Kleidung oder durch das Trinken von Wasser vor dem Wiegen), eine allgemein internistische Untersuchung mit Palpation, Auskultation und Perkussion sowie eine klinisch-neurologische Untersuchung. Auf diese Art und Weise können u.U. verschiedene physiologische Charakteristika gefunden werden, die wir in Tabelle 8 aufgelistet haben.

Bulimia nervosa

Tabelle 9 gibt einige Hinweise auf somatische Komplikationen bei der Bulimia nervosa, die durch die allgemein körperliche und klinisch-neurologische Untersuchung als Befund erhoben werden können.

Ursachen

Es gibt eine überreiche Literatur zur Frage der Ätiopathogenese psychogener Eßstörungen. Ätiologische Modelle bergen jedoch immer die Gefahr, entweder zu vereinfachend oder zu kompliziert zu sein. Aus pragmatisch-klinischer Sicht müssen sich alle Modelle zwei grundsätzlichen Fragen stellen: Ist die Theorie überprüfbar, und ist sie klinisch relevant? Unter dieser Perspektive scheinen uns solche Modelle besonders hilfreich zu sein, die sowohl Entstehungsbedingungen als auch aufrechterhaltende Bedingungen des problematischen Eßverhaltens erklären. Dabei müssen sowohl psychologische und biologische als auch soziale Faktoren berücksichtigt werden. So kann z.B. gerade die Magersucht als eine Strategie angesehen werden, die paradoxerweise sowohl angepaßt als auch unangepaßt ist und in dem verzweifelten Versuch der Patientin mit ihrer Symptomatik Probleme zu lösen gleichzeitig andere erzeugt. Dabei kann das anfängliche Verhalten der Gewichtsabnahme durch scheinbar ganz harmlose psychosoziale Reize (Hänseleien wegen des „Babyspecks“) verursacht werden. Aus der Vielzahl psychodynamischer, systemtheoretischer, biologischer und verhaltenstheoretischer Modelle haben wir beispielhaft den Aspekt der soziokulturellen Interpretation herausgegriffen.

Tabelle 9 Mögliche somatische Komplikationen der Bulimia nervosa [aus: 116].

<table>
<tr><th>Heißhungeranfall</th><th>gewolltes Erbrechen</th><th>Abführmittelmißbrauch</th></tr>
<tr><td rowspan="2">akute Dilatation des Magens

Menstruations-störung

schmerzlose Speichel-drüsenvergrößerung (speziell der Parotis)</td><td colspan="2">Metabolismus-Störungen (besonders Hypokaliämie)

Herzrhythmus-Störungen

Nierenschäden

Tetanie und periphere Paraesthesien

epileptische Anfälle

Dehydration</td></tr>
<tr><td>Erosion des Zahn-schmelzes

chronische Heiserkeit

gastrointestinaler Rückfluß</td><td>Steatorrhoe

Trommelschlegelfinger

(Wasserspeicherungs-Rebound)</td></tr>
</table>

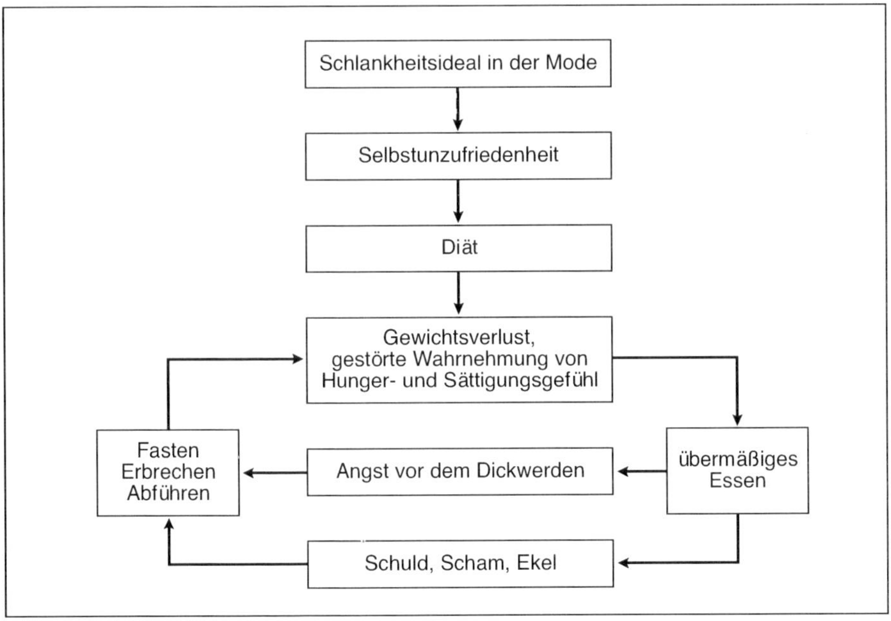

Abb. 3 Der Zyklus der Bulimia nervosa [aus: 177].

Nachteil dieses Modells ist, daß konstitutionelle (biologische Vulnerabilität) oder psychologische Korrelate (d.h. Faktoren, die in der Persönlichkeit der Patientin liegen) ebenso vernachlässigt werden wie familiäre Besonderheiten. Abbildung 3 soll Entstehungsbedingungen und aufrechterhaltende Bedingungen einer psychogenen Eßstörung am Beispiel der Bulimia nervosa verdeutlichen helfen.

Therapeutische Hinweise aus ärztlich-psychotherapeutischer Sicht

Da der Zahnarzt (genau wie andere Spezialisten, wie z.B. der Frauenarzt) häufig der erste medizinische Fachmann ist, der die Verdachtsdiagnose einer psychogenen Eßstörung stellen kann, kommt ihm bei der Vermittlung einer adäquaten (Psycho-)Therapie häufig eine zentrale Bedeutung zu. Gerade bei der bulimischen Magersucht und insbesondere durch das chronische Erbrechen der Bulimia-nervosa-Patienten treten charakteristische Zahnschäden auf, die dem Kundigen sowohl einen wichtigen diagnostischen Hinweis geben als auch unnötige technische Untersuchungen vermeiden helfen. Hier ist der Zahnarzt auch in seiner Beratungsfunktion über sein eigenes Fachgebiet hinaus gefordert. Denn ein dauerhafter zahnärztlicher Behandlungserfolg läßt sich nur dann erzielen, wenn die aufgetretenen Zahnschäden in ihrer Gesamtbedeutung richtig eingeschätzt werden. Wir fürchten, daß bislang häufig die Chance vertan wurde, durch langfristige zahnärztliche Therapiekonzepte in Zusammenarbeit mit Psychiatern und Psychotherapeuten nicht nur den dauerhaften Erfolg der zahnärztlichen Maßnahmen zu sichern, sondern u.U. sogar zum erfolgreichen Verlauf der Gesamtbehandlung beizutragen.

Die klinischen Erfahrungen, die wir in der Zusammenarbeit zwischen Zahnärzten und Psychiatern im Rahmen einer stationären Psychotherapie psychogener Eßstörungen sammeln konnten [158], machen uns Mut zu folgenden Hinweisen: Durch ein verständnisvolles und einfühlsames Ansprechen der Verdachtsdiagnose kann der Zahnarzt durchaus im Sinne der Motivationsarbeit für eine fachpsychotherapeutische Behandlung wirken. Die Patientin erwartet meistens nicht, daß der Zahnarzt über ihr Krankheitsbild Bescheid weiß. Wird sie nun vom Zahnarzt bez. ihrer Eßgewohnheiten angesprochen, so ist in aller Regel Erleichterung und Entlastung die Reaktion. Hieraus kann sich ein Beratungsgespräch entwickeln, das über die zahnärztlichen Empfehlungen hinaus die Notwendigkeit der langfristigen und kausalen Behandlung der Eßstörung miteinbezieht. Für die fachpsychotherapeutische Weiterbetreuung der Patientinnen kommt in erster Linie der Facharzt für Psychiatrie und Psychotherapie in Frage. Er kann als Weichensteller sowohl für weitere ambulante Psychotherapie dienen (die er ggf. nicht selber durchführt, sondern an einen anderen Fachkundigen delegiert, z.B. einen psychologischen Verhaltenstherapeuten), und er kann die Notwendigkeit einer stationären Psychotherapie beurteilen. Noch einmal sei an dieser Stelle darauf hingewiesen, daß der sofortige Beginn von mehr oder weniger professionellen „Gesprächen" mit einer eßge-

störten Patientin unseres Erachtens einen Kunstfehler darstellt. Die körperliche Untersuchung und die psychiatrische Diagnostik sind die beiden notwendigen Filterstationen für weiterreichende psychotherapeutische Maßnahmen aller Art. Zusätzlich kann der Hinweis auf Selbsthilfegruppen [118] hilfreich sein. Entsprechende Adressenlisten sind bei den Autoren erhältlich.
Bei der Suche nach einem ärztlichen oder nicht-ärztlichen Psychotherapeuten sind der Hausarzt oder die Krankenkassen in ihrer Beratungsfunktion hilfreich. Stationäre Psychotherapie (in einer Fachklinik/Spezialklinik für psychosomatische Medizin oder auch in einer psychiatrischen Klinik oder Abteilung) sollte durch denjenigen veranlaßt werden, der über entsprechende positive Vorerfahrung mit einer solchen ärztlich geleiteten Einrichtung verfügt.

Anhang: Informationsschrift für Bulimia-nervosa-Patienten [aus: 177, veränd.]

Die Bulimie ist ein unwiderstehlicher Drang zu essen (zumeist Süßigkeiten oder kalorienreiche Lebensmittel) oder das Gefühl, unfähig zu sein, mit dem Essen aufzuhören. Dies äußert sich in Eßanfällen – der schnellen Aufnahme großer Mengen von Nahrung –, wonach man sich aus der Angst heraus, dick zu werden, übergibt, Abführmittel mißbraucht oder radikal fastet, was alles darauf abzielt, das Gewicht unter Kontrolle zu halten. Dieses gestörte Eßverhalten entsteht durch das gemeinsame Wirken von Faktoren, die eng miteinander in Zusammenhang stehen, und wird durch sie aufrechterhalten. Diese verschiedenen Faktoren werden im folgenden zunächst näher erläutert werden. Im Anschluß daran sollen einige Aspekte der Behandlung diskutiert werden.

Auf der Suche nach Dir selbst

Wenn man erwachsen wird, besonders nach der Pubertät, muß man im Leben unzählige neue Schritte machen. Einmal ist da die Schule mit steigenden Anforderungen, um gute Noten zu bekommen und sich so auf einen Beruf vorzubereiten. Dann sind da die Beziehungen innerhalb und außerhalb der Familie, wobei man sich allmählich von seinen Eltern lösen muß und lernen sollte, sein eigenes Leben zu leben. Da gibt es auch noch den Körper, der große Veränderungen mitmacht und neue Formen annimmt, wenn ein Mädchen zur Frau wird. Alle diese Veränderungen – besonders im Alter zwischen 10 und 20 Jahren – können große Unsicherheit auslösen. Man hat das Gefühl, nicht mehr länger man selbst zu sein, oder man fürchtet sich davor, mit all dem nicht umgehen zu können. Wenn man in seiner Kindheit gewohnt war, alles so gut zu machen wie es geht, muß man bald feststellen, daß es jetzt nicht mehr so einfach ist. Allmählich kann dann die Tendenz entstehen, nur mit dem Besten zufrieden zu sein, was oft bedeutet, daß man nie zufrieden ist: Die Schulnoten sind nie gut genug, immer stimmt irgend etwas am körperlichen Erscheinungsbild nicht ganz, man fühlt sich schnell den anderen unterlegen, aber auch immer einsamer und mißverstandener. Dies kann alle möglichen Reaktionen hervorrufen: Man zieht sich oft in sich selbst zurück, man beginnt damit, alle Zeit, die einem zur Verfügung steht, dem

Studium zu widmen, man wünscht sich einen absolut perfekten Körper. Besonders letzteres kann dann allmählich alle Aufmerksamkeit in Anspruch nehmen.

Sklaven der Mode

Besonders Mädchen und Frauen stehen unter dem starken Druck, dem Schönheitsideal zu entsprechen: Schlank ist schön! Mannequins, Film- und Popstars sind die Vorbilder. Dies erzeugt den falschen Eindruck, daß nur schlanke Leute erfolgreich und attraktiv sind und geliebt werden. Eine Untersuchung hat jedoch ergeben, daß die heutigen Covergirls sogar noch schlanker sind als damals, wohingegen das Durchschnittsgewicht der jungen erwachsenen Frau in den letzten 30 Jahren angestiegen ist! Mit anderen Worten gesagt, gibt es eine ständig zunehmende Kluft zwischen der Realität (wie ich bin) und dem Ideal (wie ich sein möchte). Jedes Mädchen- oder Frauenmagazin zieht hieraus geschickt seine Vorteile, indem es jeden Monat eine neue „Wunderdiät“ empfiehlt. Die Schlankheit wird so zu einem Produkt, das mit großen Werbekampagnen verkauft wird. Dieser starke, auf die Frauen ausgeübte Druck, abzunehmen, äußert sich auch in einer anderen „Schrulle“: Fitneß. Diese sei notwendig, um sich eine hübsche und schlanke Figur zu erhalten. Jogging, Aerobic und andere Arten von Leibesübungen werden auf diese Weise zu einer neuen Waffe, um das Körpergewicht unter Kontrolle zu halten.

All dies resultiert bei vielen Frauen in Unzufriedenheit mit ihrem eigenen Körper, weil sie keine „Idealfigur“ besitzen und diese vielleicht auch nie erreichen werden. Eine große Anzahl von Frauen schätzt sich selber als zu schwer ein, obwohl sie, statistisch gesehen, normalgewichtig ist. Andere Frauen, die offensichtlich zuwenig wiegen, wollen dies nicht erkennen. Noch andere möchten sich Operationen unterziehen, um ihren Körper zu verschönern. All dies geschieht, weil die Mode ihnen sagt, daß schlank gleich schön ist. Wie lange willst Du noch der Sklave dieser Mode sein?

Der Verfall einer Eßsüchtigen

Eine rigorose Diät oder langes Fasten vergrößern den Drang, zu essen. Je stärker man versucht, das Essen unter Kontrolle zu bekommen, desto größer wird das Risiko, eines Tages alle Kontrolle zu verlieren und in das andere Extrem zu fallen (Eßanfälle). Wenn man zu einem bestimmten Zeitpunkt mehr ißt als die Diät erlaubt, neigt man stark dazu, weiterzuessen: „Jetzt, wo ich ‚gesündigt‘ habe, kann ich genausogut weiteressen; besonders ‚verbotene Früchte‘ (Kekse, Schokolade oder andere Süßigkeiten)“.

Unnatürliches Abnehmen durch rigorose Diät hat drastische Auswirkungen auf das Verhalten:

- Veränderungen im Gefühlsleben, wie z.B. Niedergeschlagenheit, Reizbarkeit und Zornausbrüche
- soziale Veränderungen, Vermeidung von Kontakten, weil man Angst hat, etwas essen zu müssen, größere Einsamkeit, Verlust sexueller Sehnsüchte
- gedankliche Veränderungen, wie häufigere zwanghafte Gedanken an das Essen und geringere Konzentrationsfähigkeit (Probleme beim Studium)
- alle Arten von körperlichen Veränderungen, die wir im Anschluß besprechen werden.

Alle diese Nebenwirkungen verschwinden, sobald sich das Eßverhalten wieder normalisiert und ausgewogen hat. Jemand, dem dies nicht gelingt, kann in ernsthafte Schwierigkeiten kommen, v.a. wenn zu der Diät und den Eßanfällen noch Erbrechen und der häufige Gebrauch von Abführmitteln und Diuretika hinzukommen. Der Zyklus von Diät, übermäßigem Essen und dem Erbrechen und Abführen hält sich selber aufrecht.

Das Erbrechen und Abführen wird zu einer Methode, das Körpergewicht nach übermäßigem Essen wieder unter Kontrolle zu bekommen. Es wird zum Automatismus: „Oh, ich kann weiteressen, weil ich mich nachher sofort übergebe..." Manche fangen sogar aus dem Grund mit dem Essen an, um fähig zu sein, sich nachher übergeben zu können! Das alles kann weitreichende körperliche Komplikationen mit sich bringen. Neben den schädlichen Auswirkungen ist das übermäßige Essen auch Verschwendung und verursacht finanzielle Probleme. Dies kann manchmal die Neigung hervorrufen, Lebensmittel oder Geld zu stehlen, um den Essensdrang zu befriedigen, ähnlich wie es auch ein Drogenabhängiger ohne seinen „Stoff" nicht aushält.

Der Körper gerät aus dem Gleichgewicht

Beim Körpergewicht handelt es sich nicht um etwas, was sich mit viel Willenskraft schnell verändern läßt. Unser Körper versucht, ein physiologisches Gewichtsniveau aufrechtzuerhalten, ein bestimmtes Gleichgewicht, das man „Ausgangsgröße" nennen kann. Um dies zu erreichen, funktioniert unser Körper wie eine Art Thermostat der Zentralheizung, der eine unveränderte Raumtemperatur sicherstellt. Deshalb bleibt bei den meisten Leuten das Körpergewicht konstant. Spontan und ohne viel zu rechnen werden Energieaufnahmen (Essen) und Energieverbrauch (Bewegung) im Gleichgewicht gehalten. Die wichtigen Faktoren, die dieses Gleichgewicht beeinflussen, sind:

- Ernährung: Prozentsatz der Kalorien im Verhältnis zum Normalverbrauch, der von Lebensalter und Statur abhängt.
- Bewegung: Körperliche Bewegung für sich allein hilft bei der Stabilisierung, jedoch nicht bei der Reduktion des Gewichts.

Wie reagiert Dein Körper auf eine Diät? Am Anfang ist es recht einfach, ein paar Pfund zu verlieren, was das Resultat eines Flüssigkeitsverlusts ist. Hiernach erreicht man ein Niveau, auf dem es schwierig ist, abzunehmen. Während man dünner wird, beginnt der Körper zu „sparen", indem er weniger Energie verbraucht. Je länger man Diät hält, desto stärker weigert sich der Körper, mehr Gewicht zu verlieren. Eine andere ernsthafte Nebenwirkung ist das Verschwinden des normalen Hunger- und Sättigungsgefühls: Entweder existiert ein ständig nagender Hunger oder man hat, selbst wenn man ausreichend Nahrung zu sich genommen hat, kaum das Gefühl, genug gegessen zu haben. Der Körper gerät immer wieder aus der Balance, was durch das übermäßige Essen und das Erbrechen noch verschlimmert wird. Die möglichen körperlichen Komplikationen, die durch ein solches Eßverhalten hervorgerufen werden, sind in Tabelle 9 aufgeführt. Hier muß erwähnt werden, daß Abführmittel wenig Einfluß auf das Körpergewicht haben. Tatsächlich wird die Nahrung weitgehend im Dünndarm verdaut, bevor ein Abführmittel seine Wirkung entfalten kann. Der einzige Erfolg, der erzielt wird, ist das Gefühl, einen „leeren" Bauch zu haben.

Schritte in der Behandlung

Die Grundbedingung für eine Therapie ist Ehrlichkeit gegenüber Dir selbst sowie gegenüber dem Therapeuten. Ein zentraler Punkt von äußerster Wichtigkeit während des ganzen Vorgehens ist das Führen eines Tagebuches, in das Du alles einträgst, was Dein Eßverhalten betrifft: Was, wieviel, wo und wann hast Du gegessen? Gab es einen besonderen Anlaß? Wie fühltest Du Dich vor und nach dem Essen usw.?

Die erste Phase zielt auf die Normalisierung und die Stabilisierung des Eßverhaltens ab. Das Körpergewicht steht nicht im Mittelpunkt. Die Eßgewohnheiten nehmen den ersten Platz ein und das Gewicht nur den zweiten, weil letzteres ein Resultat des ersteren ist. Wenn man die ernsthaften Gefahren in Betracht zieht, sollten das Erbrechen und das Abführen so bald wie möglich eingestellt werden. Die Diät sollte unterbrochen und allmählich durch normale Eßgewohnheiten ersetzt werden (3 Mahlzeiten täglich und 2 kleinere Imbisse). Du solltest langsam erkennen lernen, daß Du mehr essen kannst, ohne an Gewicht zuzunehmen. Erinnere Dich daran, daß Dein Hunger- und Sättigungsgefühl gestört sind und Du Dich zunächst nicht darauf verlassen kannst. Deshalb sollten Vereinbarungen über die Essenszeiten und -mengen getroffen werden.

Abwechslung beim Essen ist ebenfalls notwendig, und die meisten Diäten sind eintönig. Die Arten von Lebensmitteln, die man sonst bei den Eßanfällen zu sich nimmt (z.B. Süßigkeiten) werden dann allmählich und in kleinen Mengen in die Mahlzeiten eingebaut. Das ist ein Mittel, um Dich vor jedem erneut auftretenden Drang nach übermäßigem Essen zu schützen. Das Verhalten beim Essen sollte auch näher betrachtet werden. Zum Beispiel solltest Du lernen, langsam zu essen und kleine Bissen zu nehmen, wobei Du dem Geschmack der Lebensmittel Deine Aufmerksamkeit schenkst. Was Dein Gewicht angeht, ist es vollkommen verkehrt, es nur auf eine Zahl zu reduzieren, weil dies die normalen Schwankungen außer acht läßt. Es ist besser, eine vernünftige Gewichtsspanne festzulegen, d.h. eine untere und eine obere Grenze, wobei man die Größe, den Körperbau und das Alter in die Rechnung miteinbezieht. Es ist das beste, wenn Du Dich nur einmal pro Woche wiegst, um zu vermeiden, den täglichen Gewichtsschwankungen zu große Aufmerksamkeit zu widmen.

Die zweite Phase der Behandlung zielt zum einen auf die weitere Stabilisierung der Eßgewohnheiten ab. Zusätzlich wird nun den Umständen, unter denen das übermäßige Essen stattfindet, erhöhte Beachtung geschenkt.

Gedanken und Gefühle im Hinblick auf die Ernährung, das Körpergewicht und die Körperformen werden analysiert. Wir suchen nach besseren Möglichkeiten, mögliche Spannungen abzureagieren, zu lösen oder, was noch besser ist, ihr Aufkommen zu verhindern. Eine gründliche Planung von Aktivitäten und sozialen Kontakten ist in dieser Hinsicht von großer Wichtigkeit.

Die letzte Phase hat das Ziel, daß Du

weiterhin anwendest, was Du in den beiden vorhergehenden Phasen gelernt hast, auch wenn neue Schwierigkeiten auftreten. Schließlich muß man im Leben eines jeden Menschen mit Konflikten und Problemen rechnen. Wir versuchen, Lösungen für diese Herausforderungen zu finden und sie praktisch auszuprobieren. In Streßzeiten können wieder Eßprobleme auftreten. Du solltest sie als Deine „schwache Stelle" betrachten: Es ist Deine ganz spezielle Art zu reagieren, wann immer Du Schwierigkeiten hast. Immer, wenn Du die Neigung dazu verspürst, übermäßig viel zu essen, wird dies gewöhnlich durch das eine oder andere Problem verursacht. Deshalb solltest Du sorgfältig darauf achten, was in Deinem Leben geschieht und womit Du unzufrieden bist. Sobald Du weißt, was vor sich geht, solltest Du alle möglichen Lösungen für diese Probleme ausprobieren und einen Plan entwerfen, um sie zu bewältigen. Es ist jedoch immer von Wichtigkeit, rechtzeitig Schritte zu unternehmen, um einen Rückfall in die Bulimie zu verhindern, wenn Du merkst, daß Schwierigkeiten auftreten:

- Nimm Dir Zeit, um über Deine Schwierigkeiten nachzudenken, Lösungen zu erwägen und einen Handlungsplan zu entwerfen. Manche Lösungen helfen Dir, manche nicht.
- Lege wieder ein Tagebuch über Deine Eßgewohnheiten an.
- Beschränke das Essen auf 3 eingeplante Mahlzeiten und maximal 2 kleinere Imbisse. Versuche, Dich an feste Zeiten zu halten. Sobald Du das Gefühl bekommst, die Kontrolle zu verlieren, plane Deine Mahlzeiten in allen Einzelheiten (mit zuvor festgelegten Portionen).
- Versuche, sooft wie möglich in Gesellschaft anderer zu sein, v.a. beim Essen.
- Schränke Deine Lebensmittelvorräte ein. Nimm immer, wenn Du bemerkst, daß Du zu große Mengen kaufst, sowenig Geld wie möglich mit oder plane Deine Besorgungen im voraus und gehe in Gesellschaft zum Einkaufen.
- Plane Deine täglichen Aktivitäten. Vermeide Zeiten, „wo Du nicht weißt, was Du tun sollst", aber auch solche, wo Du „am liebsten alles auf einmal machen würdest".
- Finde heraus, welche Gelegenheiten einen Anlaß zum übermäßigen Essen bieten und plane Aktivitäten, die sich nicht mit dem Essen vereinbaren lassen, wie z.B. eine Freundin zu besuchen, sich mit einem Hobby zu beschäftigen usw.
- Bleibe der Küche oder der Vorratskammer zwischen den Mahlzeiten fern.
- Wenn Du damit anfängst, zuviel über Dein Gewicht nachzugrübeln, setze Dir selber die Grenze, Dich nur einmal pro Woche zu wiegen. Wenn es jedoch notwendig ist, abzunehmen, versuche es nur, nachdem Du Deine Eßgewohnheiten wieder normalisiert hast, und mache es langsam und allmählich, indem Du die Essensmengen einschränkst. Verfahre auf jeden Fall eher so, als daß Du Mahlzeiten überspringst. Bedenke immer, daß Du Gewichtsschwankungen akzeptieren mußt, weil sie ganz natürlich sind.
- Wenn Du zuviel über Deine Figur nachdenkst, kannst Du Dich ängstlich oder traurig fühlen. Vielleicht hast Du immer dann das Gefühl, zu dick zu

sein, wenn etwas verkehrt läuft. Versuche, die Probleme zu erkennen und sie auch zu lösen.

- Wenn möglich, ziehe jemanden ins Vertrauen und sprich über Deine gegenwärtigen Schwierigkeiten. Denke daran, daß auch Du niemanden Deiner Freunde zurückweisen würdest, wenn sie Dir von ihrem Problem erzählen.
- Setze Dir bescheidene Ziele. Oft ist es eine Sache von „Versuch und Irrtum". Ein „Fehlschlag" bedingt nicht automatisch eine ganze Reihe von Fehlern. Erkenne auch Deine Fortschritte, selbst wenn sie nur klein sind.

Suche rechtzeitig Unterstützung und bleibe ehrlich mit Dir selbst.

Verhaltensmuster eßgestörter Patienten unter zahnmedizinischen Aspekten

P. SCHEUTZEL

Ernährungsgewohnheiten

Unterschiede zwischen den verschiedenen Patientengruppen

Anorexia nervosa

In der „Sucht", mager zu sein, und aus Angst vor einer Gewichtszunahme beschränken Patienten mit Anorexia nervosa ihre Nahrungsaufnahme auf ein Minimum. Sie nehmen keine geregelten Mahlzeiten zu sich, sondern essen über den Tag verteilt immer nur kleine Portionen, bevorzugt Joghurt, Quark, Salat, Obst oder Knäckebrot. Als Getränk bevorzugen die meisten Magersucht-Patienten Mineralwasser. In geringem Maße werden auch Tee, Kaffee, Fruchtsäfte und Diätlimonaden konsumiert (Abb. 4) [156].

Nahrungsmittel mit einem hohen Gehalt an niedermolekularen Kohlenhydraten, wie z.B. Süßigkeiten (zuckerhaltige Bonbons, Schokolade, Schokoriegel), Honig, getrocknete Früchte oder stark gezuckerte Süßspeisen werden von den Patienten mit restriktiver Magersucht in der Regel gemieden (Abb. 5). Dagegen nehmen viele der Patienten mit bulimischer Magersucht regelmäßig geringe Mengen solcher zuckerhaltiger Nahrungsmittel zu sich (Abb. 5) [156].

Es handelt sich hierbei meist nur um ein einzelnes Bonbon oder ein kleines Stückchen Schokolade, die mehrmals täglich als Ersatz für eine Mahlzeit gegessen werden. Voluminöse Süßspeisen, wie Pudding, Eis oder Kuchen essen die Patienten mit bulimischer Magersucht im Gegensatz zu Patienten mit Bulimia nervosa kaum. Viele Patienten mit bulimischer Magersucht berichten über einen sehr hohen Lakritzkonsum [156].

Bulimia nervosa

Auch die Patienten mit Bulimia nervosa nehmen meist keine geregelten Mahlzeiten zu sich. Lediglich dann, wenn die Hauptmahlzeiten im Familienkreis oder an der Arbeitsstätte zusammen mit an-

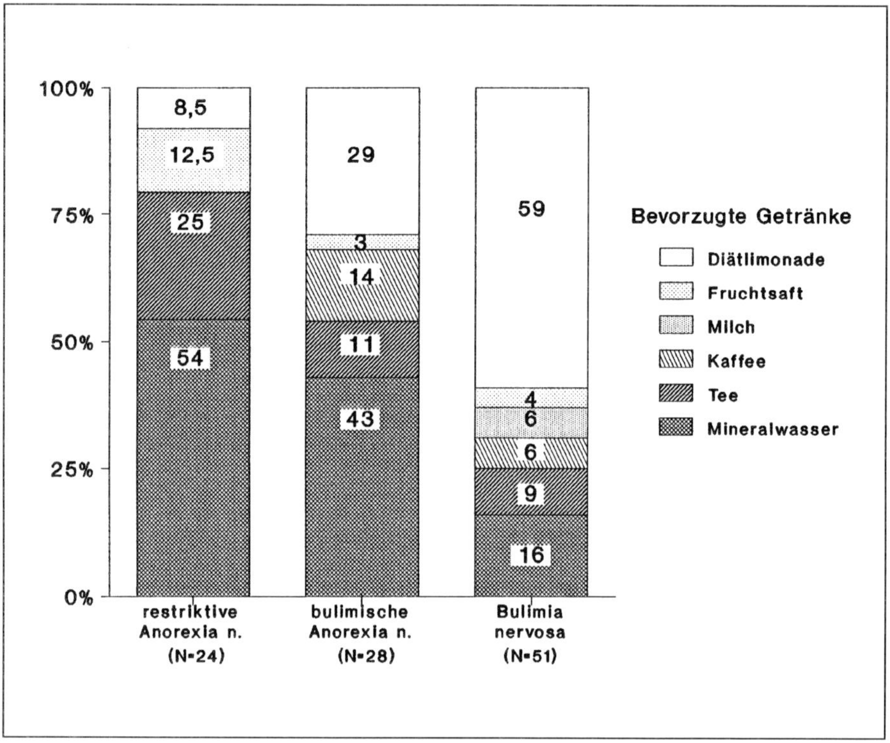

Abb. 4 Bevorzugte Getränke der Patienten mit Anorexia nervosa und Bulimia nervosa [156].

deren Personen eingenommen werden müssen, besteht eine gewisse Regelmäßigkeit. Die meisten Bulimia-nervosa-Patienten essen allerdings nur ungern mit anderen zusammen und erbrechen die Nahrung danach sofort wieder, sofern dies unbeobachtet möglich ist. Die Patienten nehmen zahlreiche Zwischenmahlzeiten ein, die vornehmlich aus Süßigkeiten bestehen. Meist wird auch danach erbrochen. Die eigentlichen „Eßanfälle“, in deren Verlauf große Mengen meist hochkalorischer Nahrungsmittel verschlungen werden, finden dagegen meist abends statt und werden häufig regelrecht geplant (vgl. S.6 ff.). Viele Bulimia-nervosa-Patienten trinken hauptsächlich kalorienarme Diätlimonaden (Abb. 4), wobei die meisten Cola-light-Getränke bevorzugen, von denen sie bis zu 2 Litern täglich zu sich nehmen [156]. Ähnlich wie die Patienten mit bulimischer Magersucht haben auch viele der Bulimia-nervosa-Patienten eine Vorliebe für Lakritz.

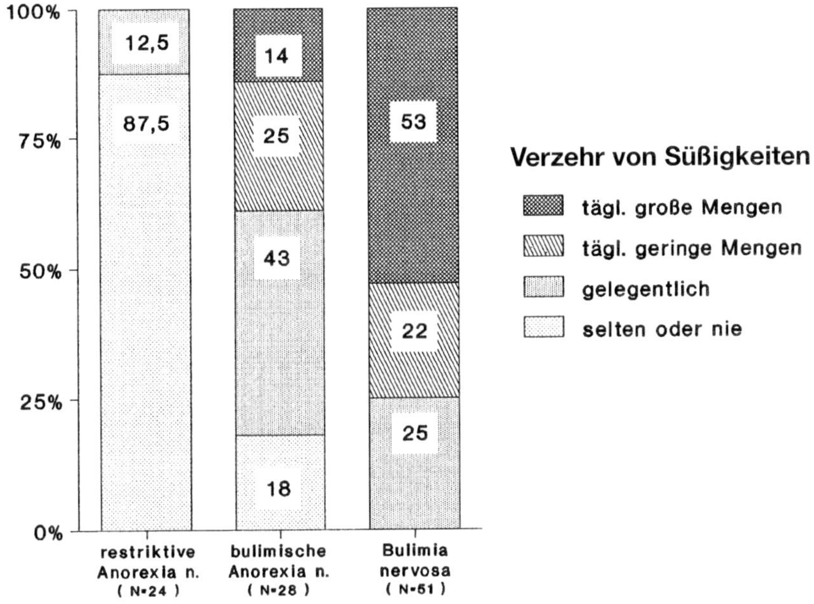

Abb. 5 Zuckerkonsum (Nahrungsmittel mit hohem Gehalt an kariogenen Mono- und Disacchariden) bei Patienten mit Anorexia nervosa und Bulimia nervosa [156].

Bewertung der Ernährung eßgestörter Patienten im Hinblick auf pathogene orale Nebenwirkungen

Bei der Beurteilung von Ernährungseinflüssen auf die Gewebe der Mundhöhle müssen lokale und systemische Nebenwirkungen unterschieden werden. So können Fehl- und Mangelernährung über allgemeine Stoffwechselstörungen, über Störungen des Immunsystems oder über Vitaminmangel zu Mundschleimhautveränderungen führen (vgl. S. 52 ff.) und das Fortschreiten marginaler Parodontopathien fördern (vgl. S. 56 ff.). Aus zahnmedizinischer Sicht bedeutsamer sind allerdings die lokalen Nebenwirkungen der Nahrung auf die Zähne. Hierbei sind Nahrungskohlenhydrate (Zucker) auf indirektem Wege über bakteriell-chemische Prozesse in den Bakterienbelägen der Zähne an der Kariesentstehung beteiligt, und säurehaltige Nahrungsmittel führen, wenn sie auf die plaquefreie Zahnoberfläche einwirken, ebenso wie die Magensäure beim Erbrechen, auf direktem chemischen Wege zur Auflösung der Zahnhartsubstanz und damit zu Säureschäden an den Zähnen, den sogenannten Erosionen.

Kariogenität der Nahrung

Beachtet man, daß die Kariogenität kohlenhydrathaltiger Nahrungsmittel von der Art des enthaltenen Zuckers (Mono- und Disaccharide sind deutlich stärker kariogen als Stärkeprodukte), seiner Konzentration (ab 20%iger Zuckerkonzentration starker Anstieg der Kariogenität) und der Häufigkeit des Konsums abhängig ist [94], muß die Ernährung der Patienten mit bulimischen Eßstörungen als potentiell stark kariogen eingestuft werden, denn ein großer Teil der Patienten mit bulimischer Magersucht und Bulimia nervosa nimmt regelmäßig täglich Nahrungsmittel mit hohem Gehalt an Mono- und Disacchariden, meist in Form von Süßigkeiten, zu sich. Da jedoch weniger die Menge des aufgenommenen Zuckers als vielmehr die Häufigkeit der Zuckeraufnahme für die Kariogenität entscheidend ist [54, 95, 109], erscheinen nicht so sehr die Patienten mit Bulimia nervosa kariesgefährdet, die zwar große Mengen kariogener Nahrung zu sich nehmen, dies jedoch fast ausschließlich während der Eßanfälle, sondern vielmehr die Patienten mit bulimischer Magersucht, die zwar immer nur geringe Mengen zuckerhaltiger Nahrungsmittel konsumieren, dies aber meist mehrmals täglich. Daraus folgt, daß die Patienten mit bulimischer Magersucht hinsichtlich ihrer Ernährungsweise von allen eßgestörten Patienten das höchste Kariesrisiko aufweisen. Die Kariesgefährdung der Patienten mit restriktiver Magersucht ist wegen ihrer weitgehend zuckerfreien Ernährung und der seltenen Nahrungsaufnahme dagegen sehr gering.

Erosive Potenz der Nahrung

Die erosive Potenz verschiedener säurehaltiger Nahrungsmittel, d.h. ihr Vermögen, ohne bakterielle Mitwirkung die Zahnhartsubstanz chemisch aufzulösen, ist in zahlreichen In-vitro-Untersuchungen und in tierexperimentellen Studien nachgewiesen worden [159]. Klinische Untersuchungen haben bestätigt, daß saure Früchte (Zitrone, Grapefruit, Orange, Apfel), Fruchtsäfte und Diätlimonaden, ebenso wie saure Milchprodukte, Salatessig und saure Bonbons, wenn sie regelmäßig mehrfach täglich konsumiert werden, beträchtliche Säureschäden an den Zähnen verursachen können [31, 51, 68, 69, 105, 159, 166]. Gerade diese Nahrungsmittel machen jedoch den Hauptbestandteil der sich vorwiegend laktovegetarisch ernährenden Magersucht-Patienten aus. Bei den Bulimia-nervosa-Patienten sind es dagegen vornehmlich die in großen Mengen konsumierten Diät-Cola-Getränke, die zu diätetisch bedingten Säureschäden an den Zähnen dieser Patienten führen (vgl. S. 61 ff.).

Eßanfälle und Erbrechen

Unterschiede zwischen Patienten mit Bulimia nervosa und mit bulimischer Anorexia nervosa

Eßanfälle, in deren Verlauf die Patienten die Kontrolle über ihr Eßverhalten verlieren und riesige Mengen von Nahrungsmitteln in sich hineinschlingen, sind ein zentrales Symptom der Bulimia nervosa und treten in der Regel mehrfach wöchentlich auf (vgl. S. 6). Nach den Erhebungen von Paul et al. [133] an 500 Bulimia-nervosa-Patienten erleiden

70% der Patienten fast täglich einen Eßanfall, der meist zwischen 15 Minuten und 4 Stunden dauert, sich aber auch bis zu 8 Stunden oder noch länger hinziehen kann [139, 150]. Bei einer eigenen Untersuchung [156] fanden wir eine durchschnittliche Frequenz von 15,4 Eßanfällen pro Woche bei den Bulimia-nervosa-Patienten. Verläßliche Angaben zur durchschnittlichen Häufigkeit der Eßanfälle bei Patienten mit bulimischer Anorexia nervosa fehlen dagegen. Dies mag daran liegen, daß zwischen der objektiven Beurteilung und dem subjektiven Empfinden der Patienten, ob die verzehrte Menge tatsächlich als übermäßig groß anzusehen ist und damit ein Eßanfall vorliegt oder nicht, große Diskrepanzen bestehen. Bei genauer Nachfrage, was und welche Mengen während der von den Patienten selbst als „Eßanfälle" deklarierten Nahrungsaufnahme konsumiert werden, stellt sich nämlich heraus, daß einige Patienten bereits den Verzehr einer Tafel Schokolade als „Eßanfall" einstufen. Nur in Ausnahmefällen werden, ähnlich den Bulimie-Attacken der Bulimia-nervosa-Patienten, tatsächlich große Nahrungsmengen „verschlungen". Legt man allerdings das DSM-III-Kriterium [7] „Kontrollverlust über das Eßverhalten" während eines bulimischen Anfalls als Maßstab für die Entscheidung zugrunde, so handelt es sich trotz der vergleichsweise geringen Nahrungsmenge auch bei den Patienten mit bulimischer Magersucht tatsächlich um „Eßanfälle". Die durchschnittliche *Kalorienzufuhr während eines Eßanfalls* beträgt bei den Bulimia-nervosa-Patienten etwa 3000-4000 kcal (12.500 bis 17.000 kJ) [128, 133]. Hierbei ist allerdings zu berücksichtigen, daß auch die Bulimia-nervosa-Patienten selbst häufig ein verzerrtes Bild sowohl von der Menge der aufgenommenen Nahrung als auch von der Dauer ihrer Eßanfälle haben. Während der Eßanfälle bevorzugen die Patienten hochkalorische, ohne große Kautätigkeit rasch verschlingbare Nahrungsmittel, insbesondere Schokolade, Kekse, Kuchen, Brot, Milchspeiseeis und Pudding. Dabei essen die meisten Patienten solange, bis „nichts mehr hineingeht und das Essen bis zum Hals steht" [133, 138, 156]. Dies erleichtert auch das anschließende *Erbrechen*. Fast alle Bulimia-nervosa-Patienten erbrechen nach dem Eßanfall, um eine Gewichtszunahme zu verhindern [128, 133, 139]. Meist wird mehrfach erbrochen (in der Regel zwei- bis viermal, teilweise sogar noch öfter [138]), solange, bis der Magen wieder vollständig geleert ist. Den meisten Patienten mit Bulimia nervosa gelingt es, spontan zu erbrechen, ohne sich irgendwelcher Hilfsmittel bedienen zu müssen. Das Erbrechen wird wie ein gelerntes Verhalten gesteuert [22, 116] und erfolgt häufig auch nach normalen Mahlzeiten. Auch die Patienten mit bulimischer Anorexia nervosa erbrechen nicht nur im Anschluß an einen ihrer seltenen „Eßanfälle", sondern nach fast jeder Nahrungsaufnahme. Unsere Patienten mit bulimischer Anorexia nervosa erbrachen nach eigenen Angaben durchschnittlich 16,8 mal pro Woche [156], wobei sie, anders als die Bulimia-nervosa-Patienten, häufig den Finger zu Hilfe nehmen mußten, um das Erbrechen auszulösen; wahrscheinlich, weil sie, im Gegensatz zu den Bulimia-nervosa-Patienten, vor dem Erbrechen nur wenig gegessen hatten.

Bewertung im Hinblick auf pathogene orale Nebenwirkungen

Ebenso wie die besondere Ernährungsweise der eßgestörten Patienten führen auch die Eßanfälle und das Erbrechen der Patienten mit Bulimia nervosa und bulimischer Anorexia nervosa zu krankhaften Veränderungen im Mund-Kiefer-Gesichtsbereich. So sind die rezidivierenden *Speicheldrüsenschwellungen*, von denen vor allem die Patienten mit einer bulimischen Eßstörung betroffen sind (vgl. S. 39 ff.), eine Folge der einander abwechselnden Eßanfälle und Fastenperioden dieser Patienten. Im Zusammenhang mit dem Auftreten von Speicheldrüsenschwellungen und in Abhängigkeit vom Eßverhalten lassen sich bei den Patienten mit Anorexia nervosa und mit Bulimia nervosa regelmäßig auch Veränderungen der *Speichelfließrate* und der *Speichelzusammensetzung* feststellen (vgl. S. 41 ff.). Besonders schwerwiegende Folgen für die Zähne hat das selbstinduzierte Erbrechen der Bulimie-Patienten. Von anderen Krankheiten, die mit chronischem Erbrechen bzw. Regurgitation verbunden sind, ist bekannt, daß die häufige Einwirkung von Magensäure auf die Zahnoberfläche zur lokalen Auflösung der Zahnhartsubstanz führt [6, 49, 72, 80, 183]. In welchem Ausmaß das selbstinduzierte Erbrechen der Patienten mit bulimischen Eßstörungen säurebedingte Zahnhartsubstanzschäden verursacht, wird im Kapitel „Erosionen" (S. 64 ff.) dargestellt. Wichtig im Hinblick auf etwaige Veränderungen in der Mundhöhle ist im Zusammenhang mit dem selbstinduzierten Erbrechen der Patienten mit bulimischer Magersucht und mit Bulimia nervosa auch die Art und Weise, wie die Patienten das Erbrechen auslösen. Einige Patienten benutzen dazu Hilfsmittel, wie Zahnbürste, Löffel oder ähnliches, v.a. aber den Finger, was dann neben Schwielen und Narben auf dem Handrücken [86, 150, 190] in einigen Fällen auch zu Verletzungen der Gaumenschleimhaut führt (vgl. S. 52).

Mundgesundheitsbewußtsein und Mundhygiene

Stellenwert der Zahngesundheit, Häufigkeit des Zahnarztbesuches

Für die Patienten mit Bulimia nervosa ist äußere Attraktivität von größter Bedeutung, da sie ihre *Selbstwertgefühle* fast ausschließlich von ihrem äußeren Erscheinungsbild abhängig machen [39, 40, 116]. Die Erhaltung eines möglichst makellosen Gebisses durch intensive Mundhygiene ist als ein Teil dieses Strebens nach Attraktivität zu betrachten. Dies wird durch die Äußerungen der Patienten auf Befragungen nach der Wichtigkeit, die sie ihrer Zahngesundheit beimessen, deutlich (Abb. 6).

Immerhin gaben 90% der von uns befragten Bulimia-nervosa-Patienten an, daß ihnen die Gesunderhaltung ihrer Zähne wichtig bzw. sehr wichtig sei, wobei dies weniger mit dem Wunsch nach gutem Kauvermögen oder mit der Angst vor Zahnschmerzen, sondern fast ausschließlich mit der Furcht vor kosmetischer Beeinträchtigung durch „häßliche Zähne" begründet wurde [156]. Ähnlich äußerten sich auch die befragten Magersucht-Patienten. 75% der Patienten mit restriktiver Anorexia nervosa und 78% der Patienten mit bulimischer Anorexia nervosa gaben an, daß ihnen die Gesund-

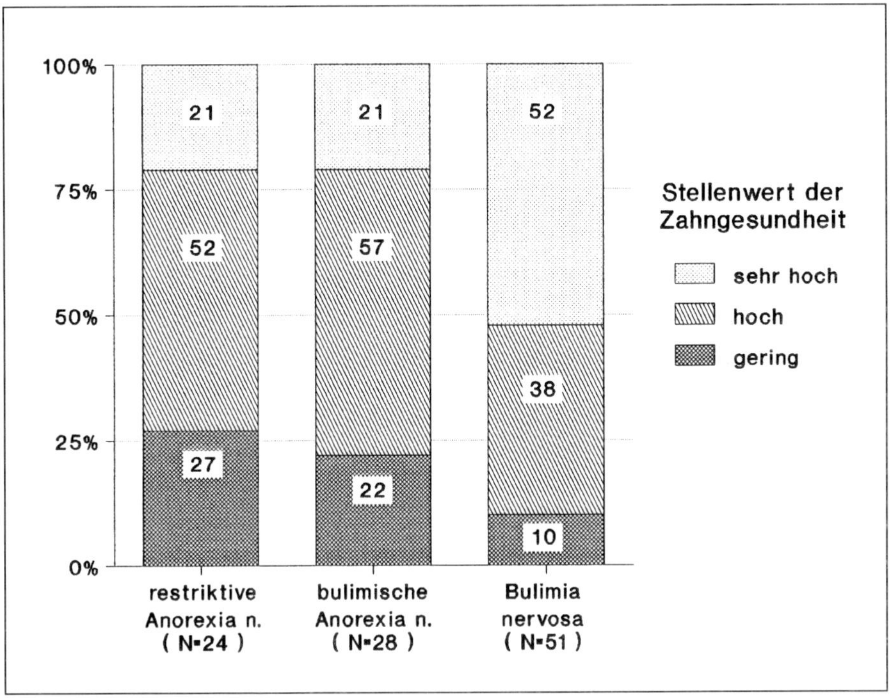

Abb. 6 Stellenwert der Zahngesundheit bei Patienten mit Anorexia nervosa und Bulimia nervosa [156].

erhaltung ihres Gebisses wichtig oder sogar sehr wichtig sei (Abb. 6) [156]. Viele der eßgestörten Patienten berichteten, daß sie ihre Zähne täglich eingehend vor dem Spiegel betrachteten und sehr besorgt seien, wenn sie krankhafte Veränderungen bemerkten. Aus dieser Sorge heraus sucht ein Großteil der Patienten zweimal jährlich oder noch öfter den Zahnarzt zur Kontrolle auf (Abb. 7). Hierbei lassen sich zwischen den einzelnen Patientengruppen insofern Unterschiede feststellen, als die Patienten mit Anorexia nervosa die Zahnarztbesuche als notwendige Vorsorgeuntersuchungen ansehen, die sie in festem Abstand regelmäßig wahrnehmen, wogegen die Patienten mit Bulimia nervosa die einzelnen Untersuchungstermine in unregelmäßigen Abständen kurzfristig immer dann vereinbaren, wenn sie das Gefühl haben, mit ihrem Gebiß sei etwas nicht in Ordnung [156]. Fragt man die Patienten, wie sie selber ihren Gebißzustand einschätzen, offenbart sich eine starke Diskrepanz zwischen subjektiver Einschätzung und objektivem Befund: Obwohl die untersuchten Patienten mit Bulimia nervosa in der Regel einen besseren Mundgesundheitszustand hatten als die gleichaltrige Durchschnittsbevölkerung, war fast die Hälfte von ihnen der

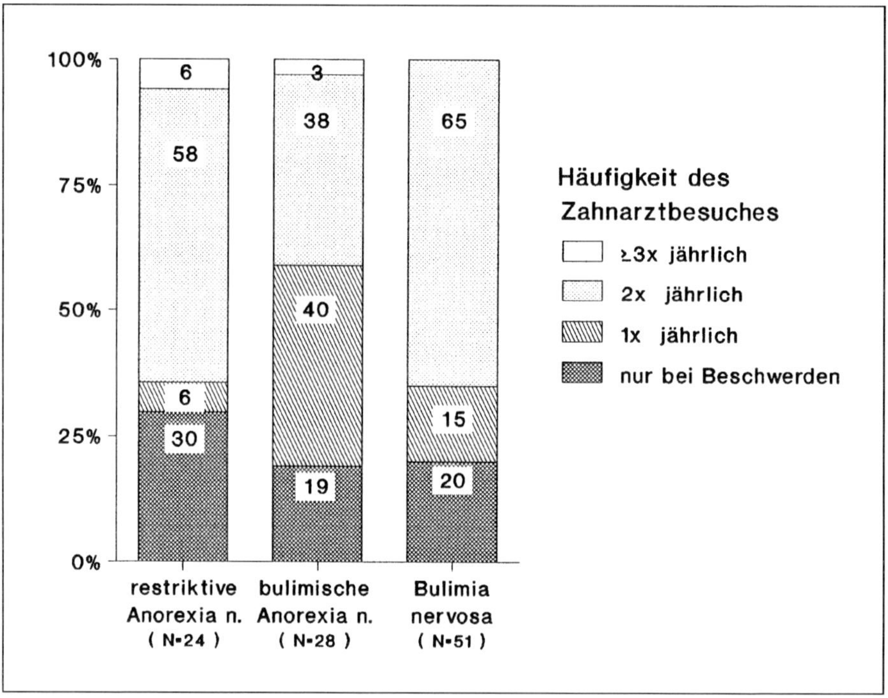

Abb. 7 Häufigkeit des Zahnarztbesuches bei Patienten mit Anorexia nervosa und Bulimia nervosa [156].

Meinung, ihr Gebißbefund sei „katastrophal", einige Patienten gaben sogar an, aus Angst vor dem „vernichtenden Urteil" des Zahnarztes, diesen in letzter Zeit nicht mehr aufgesucht zu haben [156]. Im Vergleich dazu schätzen die Patienten mit Anorexia nervosa ihren Gebißzustand zwar weitaus realistischer ein, vermuten jedoch auch eher einen deutlich schlechteren Zustand, als er sich bei der zahnärztlichen Untersuchung objektivieren läßt [156].

Mundhygiene

Entsprechend dem großen Interesse an ihrer Mundgesundheit ist die Mundhygiene der meisten eßgestörten Patienten ausgezeichnet [126, 145, 156, 188].
21% der von uns befragten Patienten mit restriktiver Magersucht, 16% der Patienten mit bulimischer Magersucht und 43% der Bulimia-nervosa-Patienten gaben an, ihre Zähne dreimal täglich oder noch öfter zu putzen (Abb. 8) [155, 156]. Diese Patientenangaben wurden durch die gemessenen Plaquewerte bestätigt [155, 156]. Die besonders gute Mundhygiene der eßgestörten Patienten zeigt sich auch bei einem Vergleich mit den Plaquewerten gleichaltriger Zahnmedizinstudenten (Abb. 9).
Von den untersuchten 103 eßgestörten

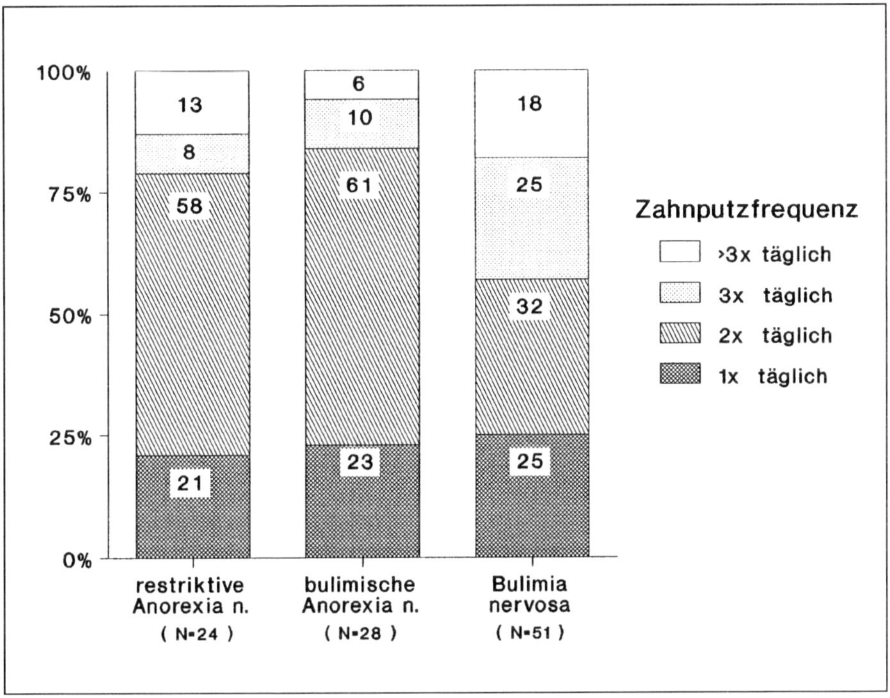

Abb. 8 Zahnputzfrequenz in den verschiedenen Gruppen eßgestörter Patienten [156].

Patienten hatten 46% (11/24) der Patienten mit restriktiver Anorexia nervosa, 18% (5/28) der Patienten mit bulimischer Anorexia nervosa und 58% (30/51) der Bulimia-nervosa-Patienten eine gute bis optimale Mundhygiene [156]. Dies war bei den Zahnmedizinstudenten nur in 13,9% der Fälle (134/964) festzustellen [102].

Das regelmäßige gewissenhafte Zähneputzen und die regelmäßigen Zahnarztbesuche der Magersucht-Patienten stehen im Einklang mit der besonderen Leistungsmotivation dieser Patienten, die bis zum krankhaften Perfektionismus reichen kann, und sich u.a. in ausgeprägtem Ordnungssinn und besonderer Sauberkeit äußert [115, 116, 120]. Dabei lassen sich allerdings zwischen den Patienten mit restriktiver und bulimischer Magersucht mehr oder weniger deutliche Unterschiede hinsichtlich ihrer Verhaltensweisen und der Persönlichkeitsstruktur feststellen. Patienten mit bulimischer Anorexia nervosa weisen im allgemeinen ausgeprägtere affektive Störungen auf und zeigen öfter impulsive Verhaltensweisen [44, 169]. Dies könnte auch Einfluß auf die Einstellung der Patienten zu ihrer Mundgesundheit und auf das Mundhygieneverhalten haben, denn die Mundhygiene der Pati-

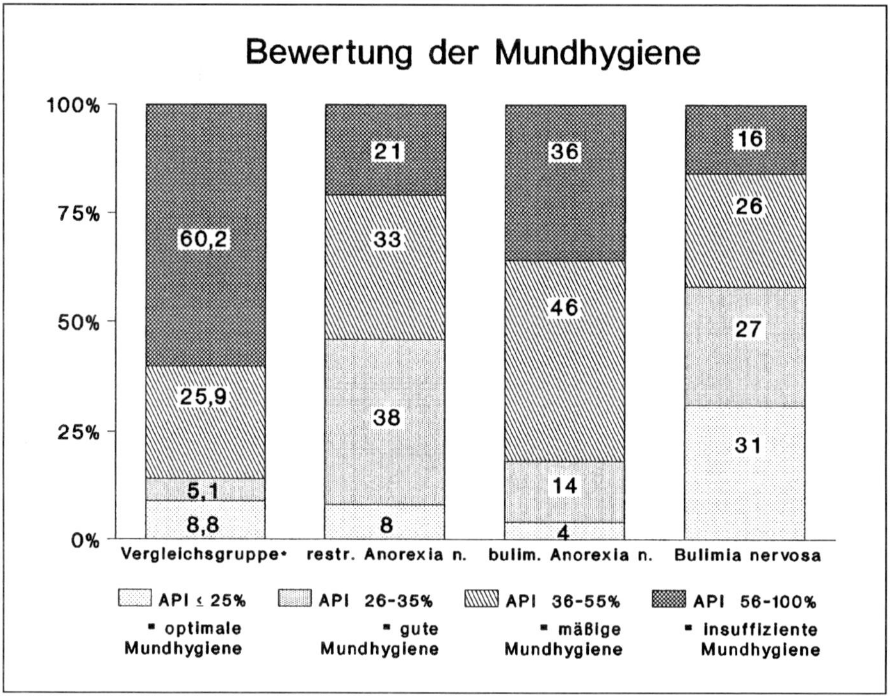

Abb. 9 Bewertung der Mundhygiene anhand des Approximalraum-Plaque-Index (API) bei Patienten mit Anorexia nervosa und Bulimia nervosa [156] im Vergleich zu Zahnmedizinstudenten des 1. klinischen Semesters [102].

enten mit bulimischer Anorexia nervosa ist deutlich schlechter als die der Patienten mit restriktiver Magersucht. Dementsprechend ist das Risiko einer entzündlichen Parodontalerkrankung und das Kariesrisiko bei den Patienten mit bulimischer Magersucht im Vergleich zu den Patienten mit restriktiver Magersucht deutlich erhöht. Für die Progredienz der durch Magensäure hervorgerufenen Erosionen an den Zähnen der Patienten mit bulimischer Magersucht und Bulimia nervosa ist das Mundhygieneverhalten dieser Patienten nach dem Erbrechen von Bedeutung. Bei einer diesbezüglichen Befragung gaben 46% der Patienten mit bulimischer Anorexia nervosa und 41% der Bulimia-nervosa-Patienten an, sich regelmäßig nach dem Erbrechen die Zähne zu putzen (Abb. 10) [156]. Welche Auswirkungen dies auf die Progredienz der säurebedingten Zahnhartsubstanzschäden hat, wird im Kapitel „Erosionen" (S. 76 ff.) dargestellt.

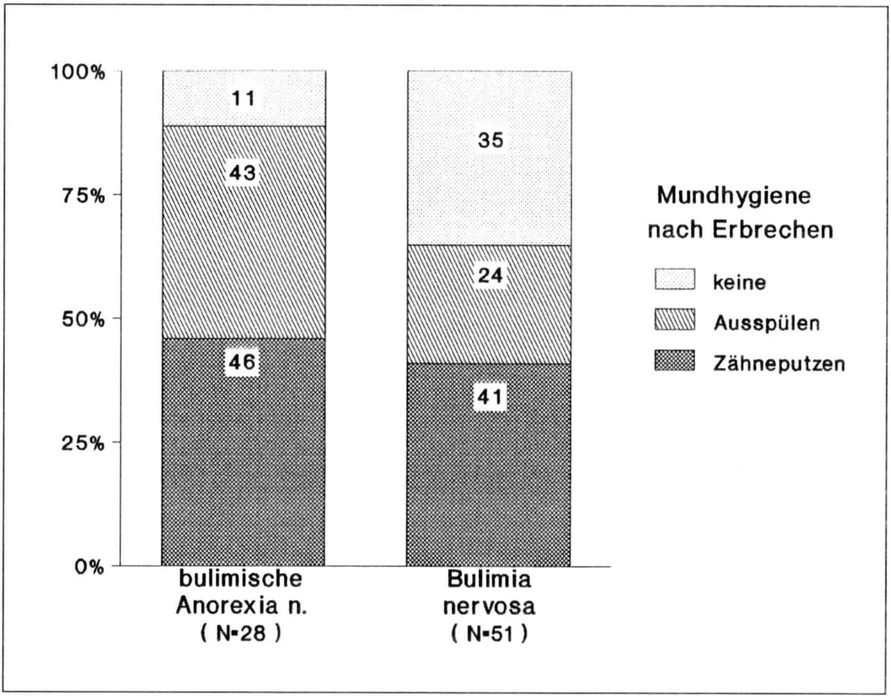

Abb. 10 Mundhygienegewohnheiten der Bulimie-Patienten im Anschluß an selbstinduziertes Erbrechen [156].

Symptome und Komplikationen im Zahn-Mund-Kiefer-Gesichtsbereich

P. SCHEUTZEL

Veränderungen der Physiognomie

Mit der Unterernährung, die von leichten Formen bis zur extremen Kachexie reichen kann, sind bei den Patienten mit *Anorexia nervosa* deutliche Veränderungen der Physiognomie verbunden. Durch das Hervortreten der Jochbögen und knöchernen Orbitabegrenzungen, den Schwund der Bichatschen Fettpfropfen und durch die stark ausgeprägten Nasolabialfalten erhalten die Magersucht-Patienten trotz ihres jugendlichen Alters ein greisenhaftes Aussehen (Abb. 11a). Diese Veränderungen sind allerdings reversibel und verschwinden bei einer Gewichtszunahme (Abb. 11b). Da das Körpergewicht der Patienten mit *Bulimia nervosa* im Gegensatz zu den Patienten mit Anorexia nervosa meist im Normalbereich liegt, fallen diese Patienten in der Regel nicht durch solche charakteristischen Veränderungen ihrer Physiognomie auf. Nur dann, wenn bei langandauernder Erkrankung als Folge des chronischen Erbrechens an den Okklusalflächen der Seitenzähne viel Substanz verlorengegangen ist, lassen sich auch bei den Patienten mit Bulimia nervosa diskrete Veränderungen der Physiognomie feststellen. Durch den Verlust an Bißhöhe kommt es zu einer Verkürzung des unteren Gesichtsdrittels, mit deutlich ausgeprägter Submentalfalte und schmalen Lippen (Abb. 12a). Außerdem führt der in diesem Stadium der Erosion bereits weit fortgeschrittene Substanzverlust an den oberen Schneidezähnen zu ästhetischen und funktionellen Einbußen beim Lachen und beim Sprechen (Abb. 12b). Die ursprünglichen Proportionen lassen sich jedoch durch Überkronung der Zähne mit gleichzeitiger Bißanhebung wiederherstellen (vgl. Abb. 72).

a)

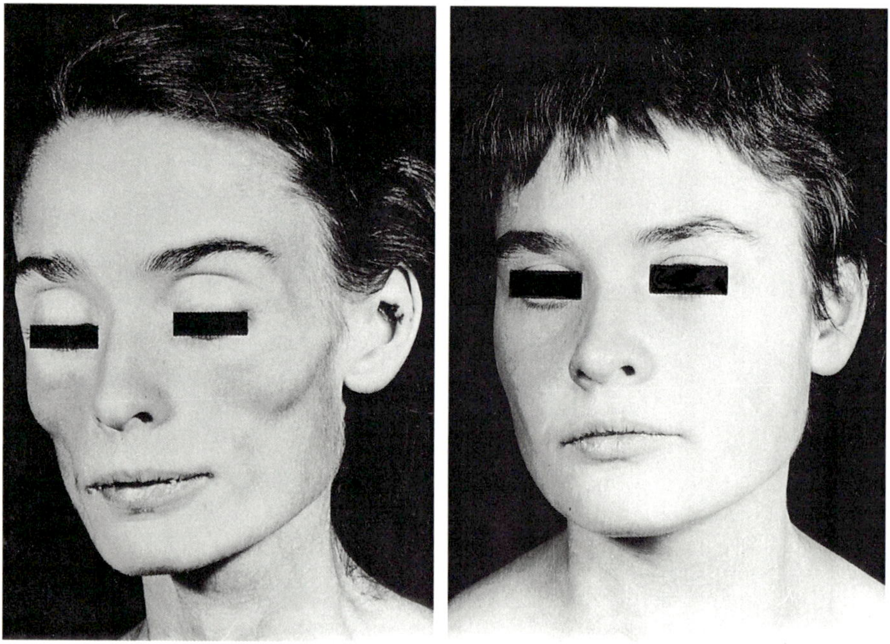

Abb. 11a–b Veränderungen der Physiognomie bei Anorexia nervosa (Sammlung Prof. Dr. U. Gerlach, Münster).
a) Stark untergewichtige 17jährige Magersucht-Patientin.
b) Dieselbe Patientin nach Erreichen des Normalgewichtes.

a)

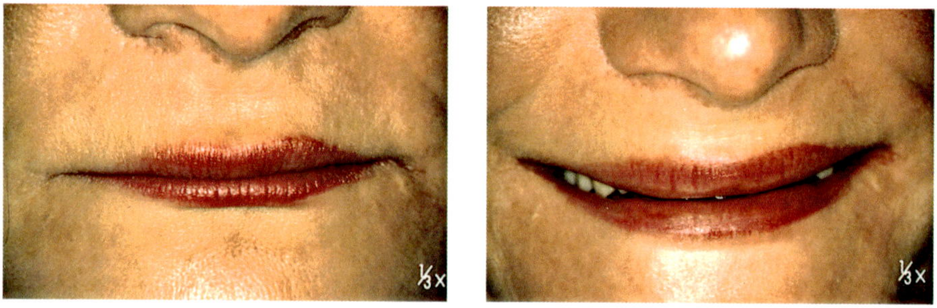

Abb. 12a–b Veränderung der Physiognomie bei Bulimie-Patientin als Folge der durch langjähriges Erbrechen entstandenen weitreichenden Säureschäden an den Zähnen.
a) Durch Bißhöhenverlust Verkürzung des Untergesichtes mit ausgeprägter Submentalfalte und schmalen Lippen.
b) Beim Lachen und Sprechen ästhetische Beeinträchtigung durch fortgeschrittenen Substanzverlust an den oberen Frontzähnen.

Speicheldrüsenschwellung

Speicheldrüsenschwellungen (Abb. 13) sind eine häufige Komplikation bei allen Eßstörungen, sie treten meist beidseitig auf, sind weich, nicht druckdolent und bilden sich spontan zurück.
Patienten mit einer bulimischen Eßstörung, d.h. mit bulimischer Anorexia nervosa oder mit Bulimia nervosa, sind wesentlich häufiger betroffen als Patienten mit restriktiver Anorexia nervosa [2, 15, 20, 131, 172, 179]. Die Literaturangaben zur Häufigkeit einer Speicheldrüsenschwellung bei Bulimie-Patienten bewegen sich zwischen 29% und über 60% [78, 104, 131]. Bei einer eigenen Untersuchung an 103 eßgestörten Patienten ließ sich zum Zeitpunkt der Untersuchung bei 53 (51%) der Patienten eine Schwellung der Speicheldrüsen feststellen, wobei in den meisten Fällen die *Glandulae parotides* allein oder zusammen mit den *Glandulae submandibulares* betroffen waren (Abb. 14) [156]. Bilaterale, nicht druckdolente Speicheldrüsenschwellungen, wie sie bei den Patienten mit Anorexia nervosa und Bulimia nervosa auftreten, sind ein unspezifisches Symptom, das bei verschiedenen endokrinen Störungen und Stoffwechselerkrankungen, insbesondere aber bei Ernährungsstörungen (Unterernährung, Eiweißmangel, Vitamin-A- oder -B-Mangel) beobachtet wird [19, 33, 151, 160, 182]. Über Speicheldrüsenschwellungen bei Patienten mit chronischem Erbrechen berichteten Lavender [103] sowie Dawson und Jones [27]. Allerdings waren alle ihre Patienten auch unterernährt, so daß ein eindeutiger Zusammenhang zwischen Erbrechen und Speicheldrüsenschwellung nicht sicher nachweisbar war. Besonders häufig treten Speicheldrüsenschwellungen beim Auffüttern stark untergewichtiger Patienten und bei bulimischen Eßstörungen auf [2, 15, 20, 88, 104, 131, 160, 179]. Histologisch findet man in diesen Fällen eine Hypertrophie des Drüsengewebes mit Vermehrung der intrazellulären Sekretgranula [151, 179]. Dieser Befund stützt die Hypothese, daß es sich bei den Speicheldrüsenschwellungen der Patienten mit Anorexia nervosa und mit Bulimia nervosa um eine Aktivitätshypertrophie handelt. Eine direkte reflektorische Anregung der Drüsentätigkeit erfolgt bei den Bulimie-Patienten sowohl beim Eßanfall als auch beim Erbrechen durch die Kautätigkeit bzw. die Magensäure. Weiterhin muß auch eine indirekte Stimulation der Speicheldrüsen über humorale Faktoren, wie z.B. gastrointestinale Hormone (Sekretin, Pankreozymin, Pentagastrin) in Erwägung gezogen werden [32, 87, 110]. Wir fanden bei unseren eßgestörten Patienten mit einer Speicheldrüsenschwellung die Phosphatkonzentration im Speichel stark erhöht (vgl. S. 45 ff.), ein Befund der nach Mandel [111] und Rauch [142] pathognomonisch für eine nichtentzündliche Speicheldrüsenschwellung (Sialadenose) ist und es erlaubt, diese von einer entzündlichen Speicheldrüsenschwellung (Sialadenitis) abzugrenzen. Außerdem waren bei unseren Patienten mit Speicheldrüsenschwellungen die α-Amylase-Sekretion und die Fließrate des Ruhespeichels stark vermindert [156, 157] (S. 48 ff.). Da darüber hinaus die Speicheldrüsenschwellungen häufig in einer auf einen Eßanfall folgenden längeren Fastenperiode auftreten und erst im Anschluß an

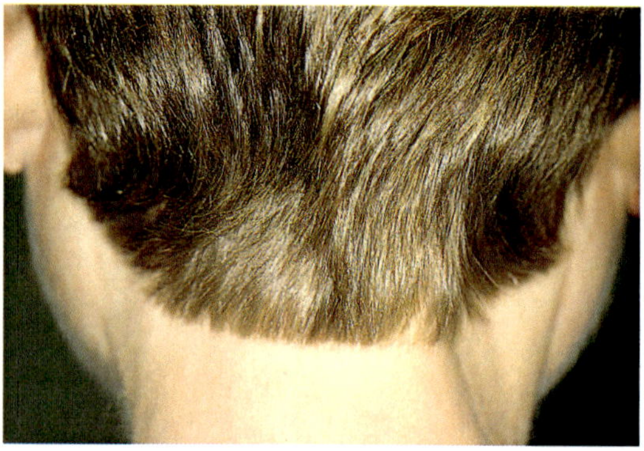

a)

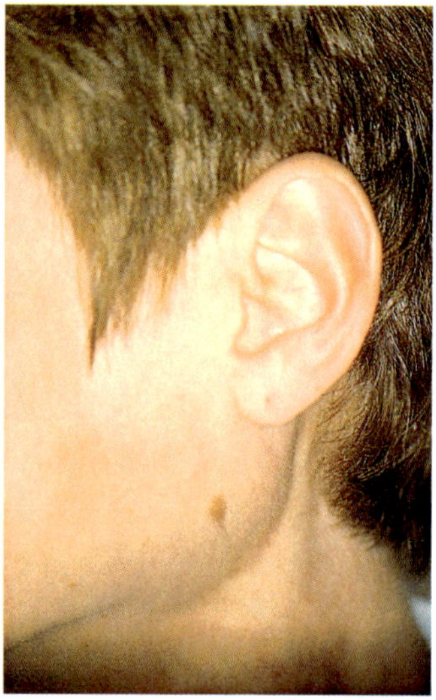

b)

Abb. 13a-b Beidseitige Schwellung der Glandulae parotides und Glandulae submandibulares bei Patientin mit bulimischer Anorexia nervosa.

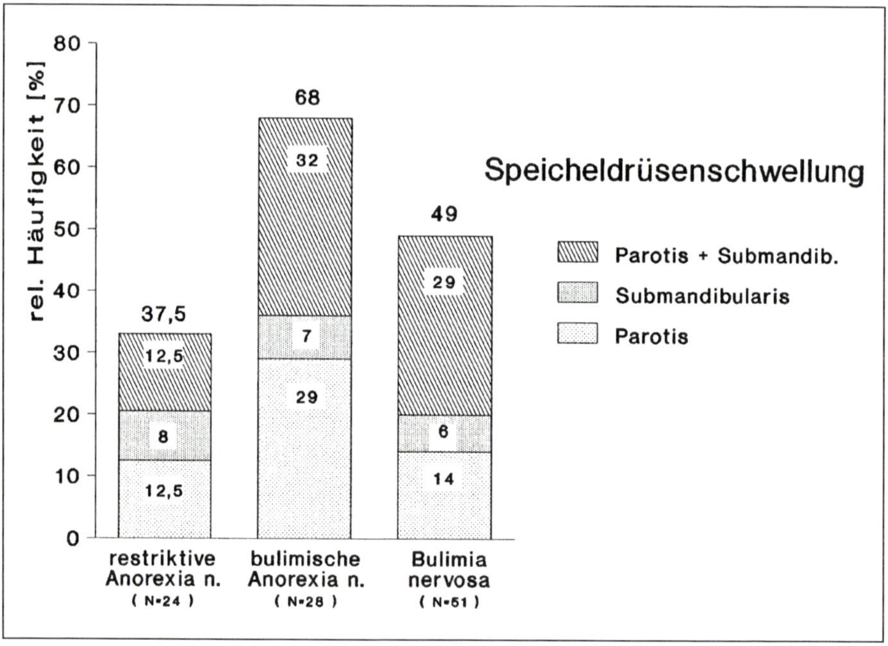

Abb. 14 Häufigkeit von Speicheldrüsenschwellungen bei Patienten mit Anorexia nervosa und Bulimia nervosa [156].

den nächsten Eßanfall wieder verschwinden [104, 157], ist anzunehmen, daß es während des Eßanfalles zu einer Stimulation der Drüsentätigkeit mit verstärkter Sekretbildung kommt und die vermehrt gebildeten Sekretgranula nach Wegfall des stimulierenden Reizes und Verringerung der Speichelsekretion in den Drüsenzellen gespeichert werden, was dann zur Hypertrophie und dem oben geschilderten histologischen Befund führt.

Speichelveränderungen

Speichelfließrate, pH-Wert und Pufferkapazität

Die Speichelfließrate, der pH-Wert und die Pufferkapazität des Speichels werden, wie die im Tierexperiment und am Menschen gewonnenen Erkenntnisse zeigen, durch das Eßverhalten und die Ernährung beeinflußt. So führt eine Restriktion der täglichen Kalorienzufuhr zu einer Verminderung der Fließrate des Ruhespeichels, und erhöhte Kautätigkeit bewirkt ein Ansteigen der Speichelfließrate [28, 165].

Die Pufferkapazität des Speichels ist bei kohlenhydratreicher Ernährung verringert und bei vorwiegend vegetarischer und kohlenhydratarmer Diät erhöht [38]. Dies erklärt, warum bei Patienten

Abb. 15 Durchschnittliche Speichelfließrate bei Patienten mit Anorexia nervosa und Bulimia nervosa im Vergleich zu gesunden Probanden [156].

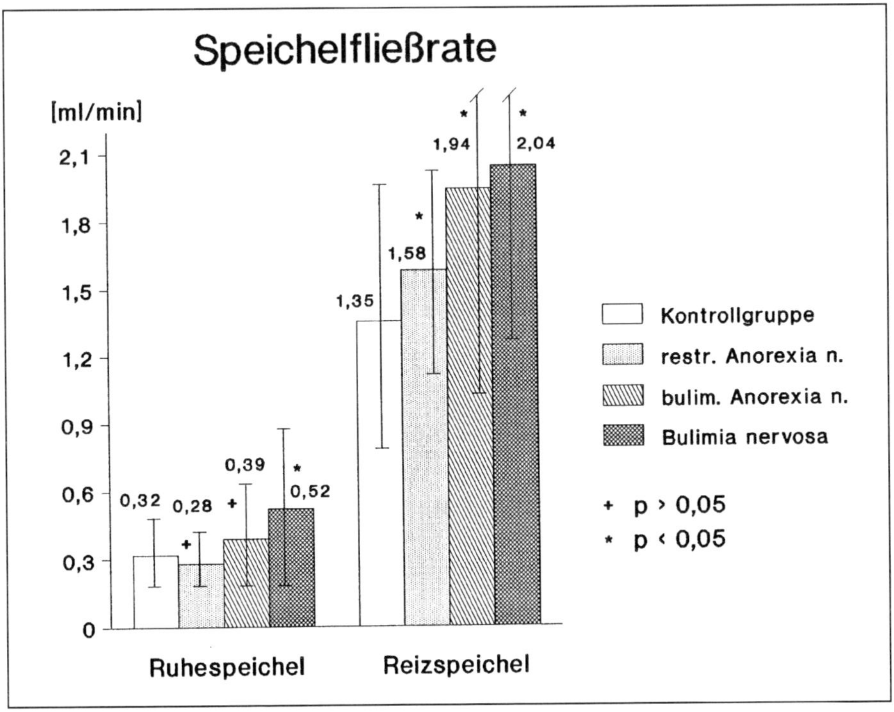

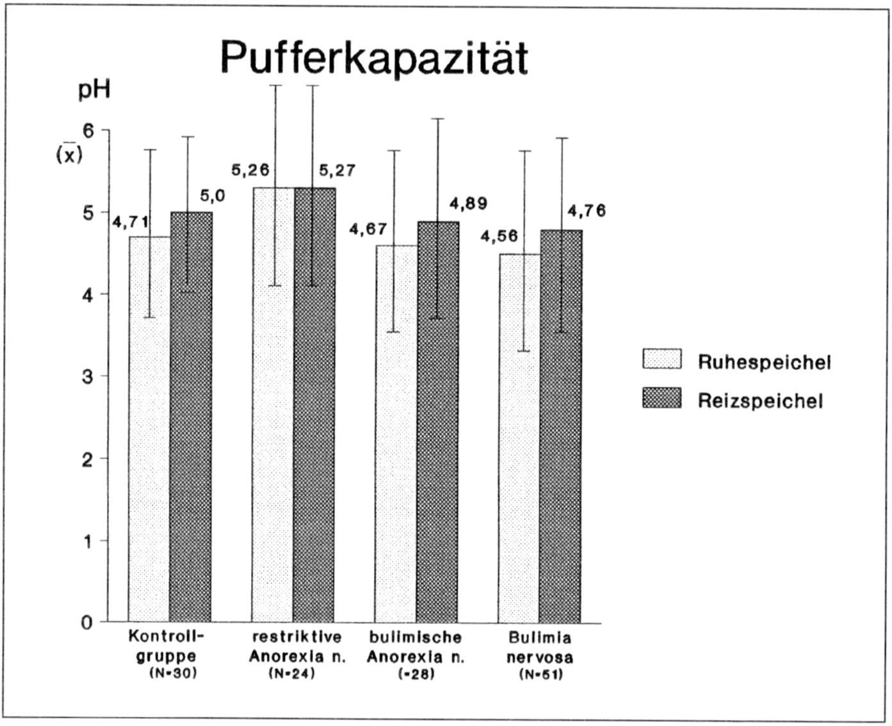

Abb. 16 Durchschnittliche Pufferkapazität des Ruhe- und des Reizspeichels (nach Paraffinstimulation) bei Patienten mit Anorexia nervosa und Bulimia nervosa im Vergleich zu gesunden Probanden [155].

mit restriktiver Anorexia nervosa zwar die Ruhespeichelfließrate verringert (Abb. 15) [63, 155, 156], die Speichelpufferkapazität jedoch sehr hoch ist (Abb. 16) [155, 166].
Patienten mit bulimischer Anorexia nervosa oder Bulimia nervosa weisen dagegen trotz erhöhter Speichelfließrate (Abb. 15) durchschnittlich einen niedrigeren pH-Wert und eine geringere Pufferkapazität des Speichels als gesunde Probanden auf (Abb. 16) [155, 156, 188]. Nicht erklären läßt sich bisher, warum die durchschnittliche Reizspeichelfließrate (nach Paraffinstimulation) bei den magersüchtigen Patienten höher ist als bei gesunden Probanden [66, 156], denn im Tierexperiment und beim Menschen führt das Fasten regelmäßig zu einem Absinken der Reizspeichelfließrate [83, 84, 165].

Lactobacillus- und Streptococcus-mutans-Keimzahlen

Die durchschnittliche Zahl der Streptococcus-mutans- und Lactobacillus-Keime im Speichel von Patienten mit bulimischer Anorexia nervosa und mit

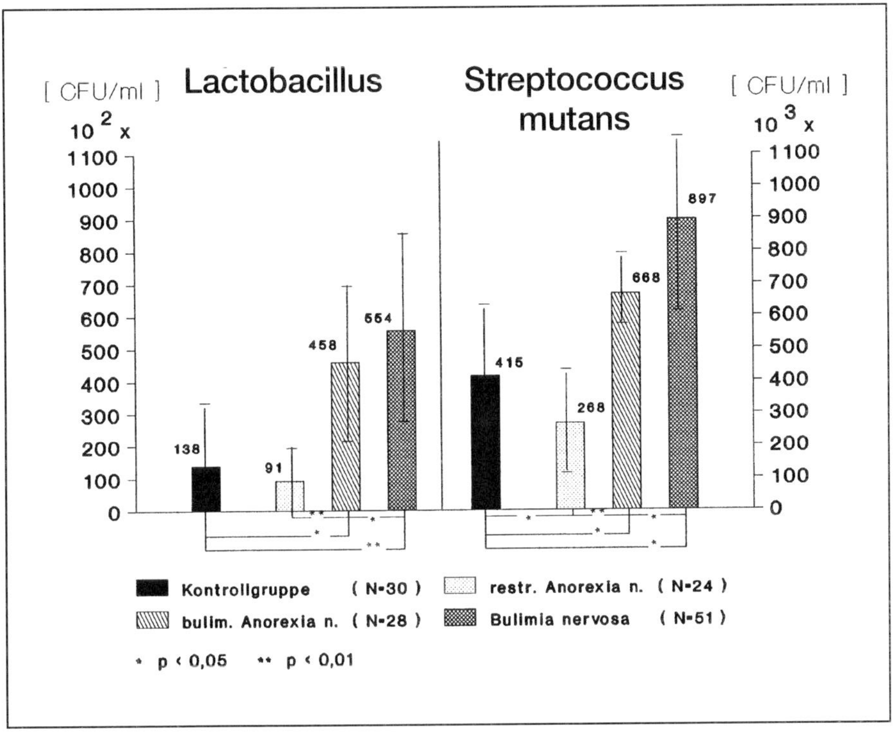

Abb. 17 Durchschnittliche Anzahl von Lactobacillus- und Streptococcus-mutans-Keimen im Speichel eßgestörter Patienten und gesunder Kontrollpersonen [156].

Bulimia nervosa ist im Vergleich zu gesunden Probanden deutlich erhöht (Abb. 17). Dagegen weisen Patienten mit restriktiver Anorexia nervosa im Durchschnitt nur eine geringe Anzahl dieser kariogenen Mikroorganismen im Speichel auf (Abb.17) [155, 156]. Dies ist auf die weitgehend zuckerfreie Ernährung dieser Patienten zurückzuführen.

Verschiedene Untersuchungen [29, 89, 96] haben gezeigt, daß als Folge einer rigorosen Kohlenhydratrestriktion die Streptococcus mutans- und Lactobacillus-Zahlen im Speichel und in der Plaque signifikant abnehmen. Eine häufige Zufuhr leicht vergärbarer niedermolekularer Kohlenhydrate führt dagegen über die Ansäuerung der Plaque zu einer selektiven Vermehrung von Streptococcus mutans- und Lactobacillus-Keimen, da diese im Gegensatz zu anderen Plaque-Bakterien besonders säuretolerant sind [58]. Dies erklärt, warum Patienten mit bulimischer Anorexia nervosa und Bulimia nervosa im Vergleich zu gesunden Probanden stark erhöhte Streptococcus mutans- und Lactobacillus-Zahlen im Speichel aufweisen [17, 155, 156]. Neben dem häufigen Zuckerkonsum trägt bei diesen Patienten u.U. auch

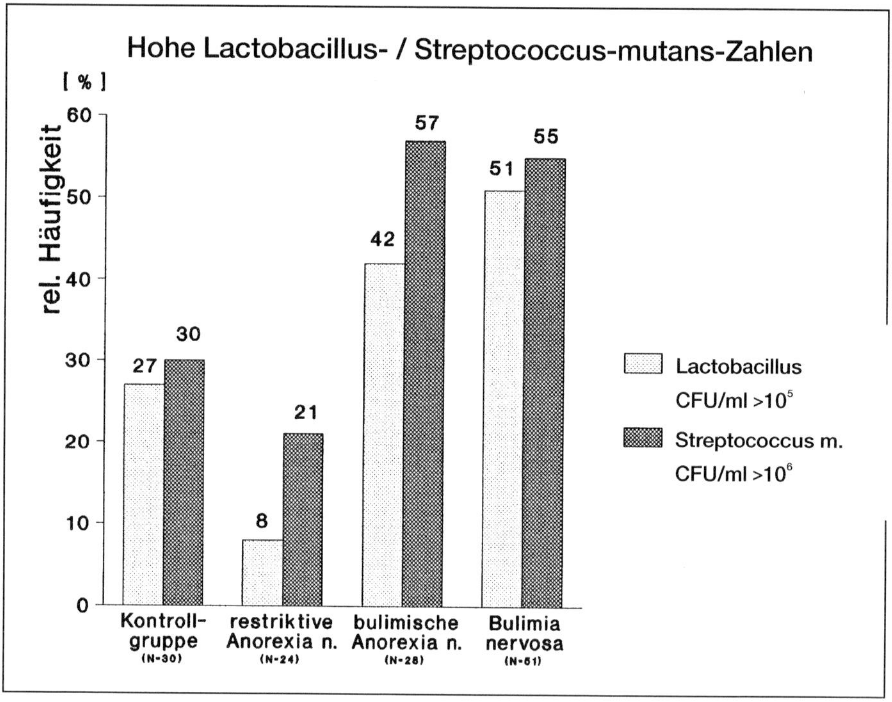

Abb. 18 Prozentuale Häufigkeit hoher Lactobacillus- und Streptococcus-mutans-Keimzahlen im Speichel von Patienten mit Anorexia nervosa und Bulimia nervosa im Vergleich zu gesunden Kontrollpersonen [156].

das regelmäßige Erbrechen zu einem stark sauren Milieu und damit zur Vermehrung von Streptococcus mutans und Lactobacillus bei.

Die Anzahl der Streptococcus mutans- und Lactobacillus-Keime im Speichel gibt einen Hinweis auf das aktuelle Kariesrisiko [46, 93, 95, 167]. Im allgemeinen werden Streptococcus mutans-Werte $\geq 10^6$ pro ml Speichel und Lactobacillus-Zahlen $\geq 10^5$ pro ml Speichel als Hinweis auf ein potentiell hohes Kariesrisiko gewertet [46, 96, 195]. Solch hohe Werte findet man bei Patienten mit bulimischer Anorexia nervosa und mit Bulimia nervosa häufig, bei Patienten mit restriktiver Anorexia nervosa dagegen kaum (Abb. 18) [17, 156].

Dies bedeutet, daß Patienten mit bulimischer Anorexia nervosa und mit Bulimia nervosa ein weitaus höheres und Patienten mit restriktiver Anorexia nervosa ein geringeres *Kariesrisiko* haben als der normale Durchschnittspatient. Unmittelbare Rückschlüsse auf die *Kariesaktivität* der eßgestörten Patienten lassen sich hieraus allerdings nicht ziehen, denn außer der Anzahl kariogener Mikroorganismen und der Ernährung haben noch andere Faktoren, wie die

Virulenz der vorhandenen Bakterien und die Mundhygiene, Einfluß auf die Kariesaktivität. So kann man zwar von einem geringen Kariesrisiko infolge niedriger Streptococcus mutans- und Lactobacillus-Werte, wie sie bei den Patienten mit restriktiver Anorexia nervosa zu finden sind, mit großer Sicherheit auf eine nur geringe Kariesaktivität schließen, umgekehrt bedingt die große Anzahl kariogener Mikroorganismen bei den Patienten mit bulimischer Anorexia nervosa und Bulimia nervosa jedoch nicht zwangsläufig auch eine erhöhte Kariesaktivität [21, 46, 96] (vgl. S. 63 ff.).

Elektrolyte

Als Folge des chronischen Erbrechens und des übermäßigen Gebrauchs von Entwässerungs- und Abführmitteln treten bei den Patienten mit Anorexia nervosa und Bulimia nervosa häufig Störungen des Elektrolythaushalts auf [37, 57, 99, 127]. Mit den veränderten Elektrolytwerten im Serum sind in vielen Fällen auch Veränderungen der Elektrolytkonzentration und -sekretionsrate im Speichel verbunden, wie eine vergleichende Analyse von Speichel- und Blutserumproben dieser Patienten zeigte [156]. Als Folge einer stark verringerten Na^+-Konzentration des Speichels hatten die Patienten mit bulimischer Anorexia nervosa und Bulimia nervosa im Vergleich zu gesunden Probanden einen deutlich niedrigeren Na/K-Quotient im Speichel (Abb. 19a) [156].

Dies wird wahrscheinlich, ebenso wie der Anstieg der Natriumwerte im Serum und die Hypokaliämie dieser Patienten, durch eine gesteigerte Aldosteronsekretion bedingt, die bei Patienten mit bulimischen Eßstörungen als Folge eines durch das chronische Erbrechen, bzw. den Mißbrauch von Entwässerungs- und Abführmitteln bedingten Volumenmangels auftreten kann und in den Nieren ebenso wie in den Speicheldrüsen zu einer vermehrten K^+-Ausscheidung und Na^+-Rückresorption führt [99, 100, 111, 170, 193]. Als mitursächlich für die genannten Elektrolytveränderungen muß auch der exzessive Lakritzkonsum mancher Bulimie-Patienten in Betracht gezogen werden, denn die im Lakritz enthaltene Glyzyrrhizinsäure bewirkt ebenso wie die Mineralkortikoide eine vermehrte K^+-Ausscheidung in der Niere [196].

Die im Vergleich zu gesunden Probanden herabgesetzte Cl^--Konzentration im Speichel der eßgestörten Patienten (Abb. 19b) steht wahrscheinlich im Zusammenhang mit den niedrigen Na^+-Werten, denn es wird allgemein angenommen, daß der Na^+- und Cl^--Membran-Transport bei der Speichelsekretion gekoppelt sind [76, 170].

Die durchschnittliche Kalziumkonzentration und -sekretionsrate des Speichels war bei den eßgestörten Patienten geringfügig höher als bei gesunden Probanden (Abb. 19c) [156]. Das gleiche gilt auch für die durchschnittliche Phosphatkonzentration und -sekretion (Abb. 19d). Hierbei ist allerdings ein deutlicher Unterschied zwischen den eßgestörten Patienten mit und ohne Speicheldrüsenschwellung auffällig.

Bei den eßgestörten Patienten mit einer Speicheldrüsenschwellung war die Phosphatkonzentration des Speichels im Vergleich zu gesunden Probanden und den eßgestörten Patienten ohne Speicheldrüsenschwellung stark erhöht.

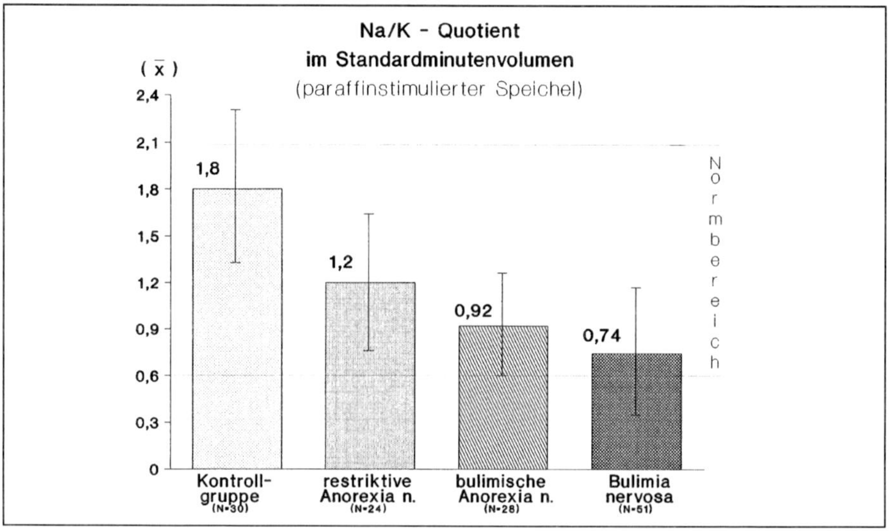

Abb. 19a Durchschnittlicher Na/K-Quotient des paraffinstimulierten Speichels (Standardminutenvolumen) bei Patienten mit Anorexia nervosa und Bulimia nervosa im Vergleich zu gesunden Probanden [156].

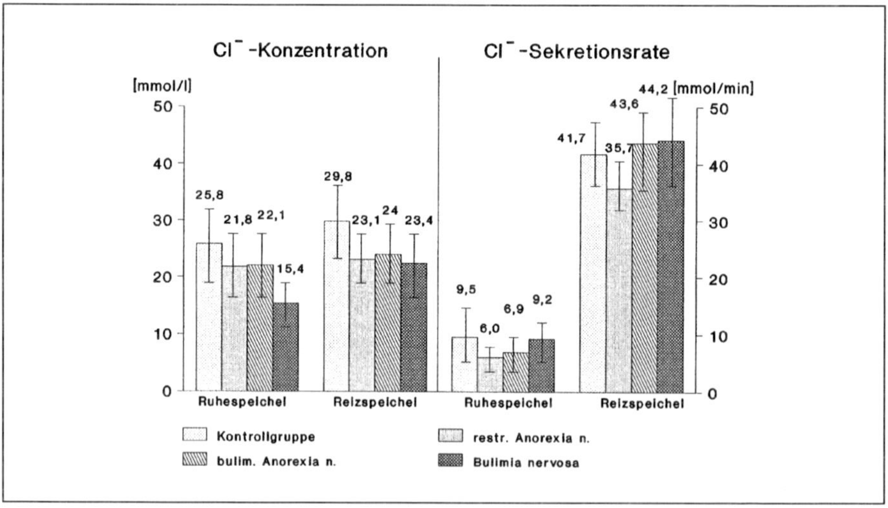

Abb. 19b Mittelwerte der Cl⁻-Konzentration und -sekretionsrate im Ruhespeichel und im paraffinstimulierten Speichel bei Patienten mit Anorexia nervosa und Bulimia nervosa im Vergleich zu gesunden Probanden [156].

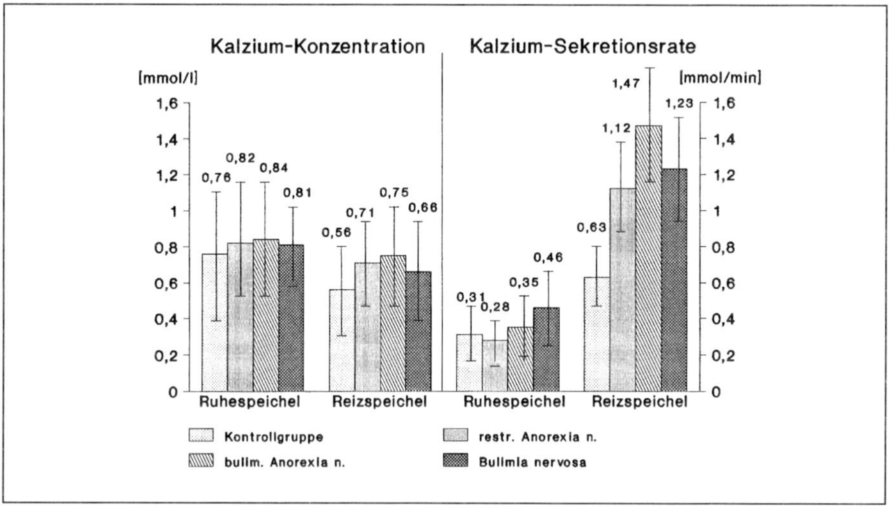

Abb. 19c Mittelwerte der Gesamtkalziumkonzentration und -sekretionsrate im Ruhespeichel und im paraffinstimulierten Speichel bei Patienten mit Anorexia nervosa und Bulimia nervosa im Vergleich zu gesunden Probanden [156].

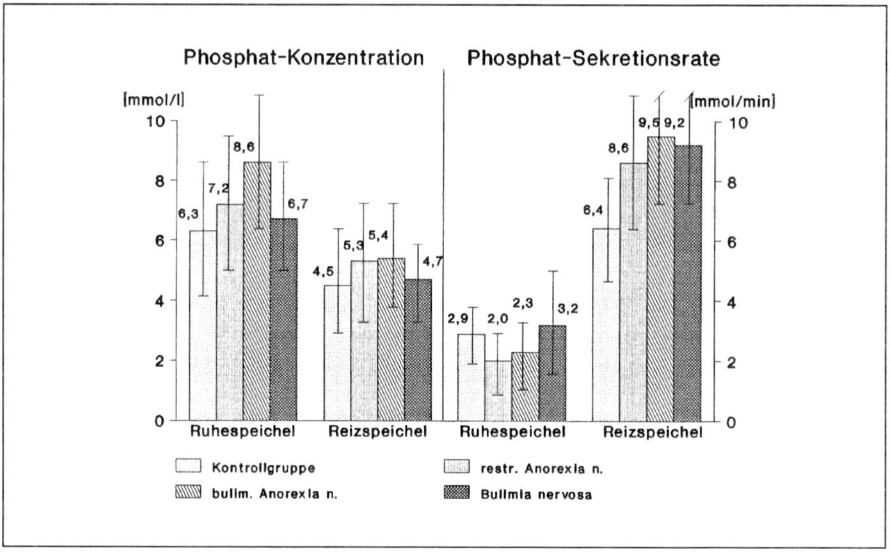

Abb. 19d Mittelwerte der Phosphatkonzentration und -sekretionsrate im Ruhespeichel und im paraffinstimulierten Speichel bei Patienten mit Anorexia nervosa und Bulimia nervosa im Vergleich zu gesunden Probanden [156].

Gleichzeitig war die Na^+-Konzentration im Speichel herabgesetzt und die K^+-Konzentration leicht erhöht [156]. Dieser Befund ist pathognomonisch für eine nichtentzündliche Speicheldrüsenschwellung und erlaubt die sichere differentialdiagnostische Abgrenzung von einer akuten oder chronischen Sialadenitis, bei der die Na^+-Konzentration im Speichel stark erhöht und die K^+- und Phosphatkonzentration verringert ist [111, 112, 142].

Speichel-α-Amylase und Hyperamylasämie

Patienten mit Anorexia nervosa und Bulimia nervosa weisen häufig eine Hyperamylasämie auf, d.h. die im Serum meßbare α-Amylase-Enzymaktivität ist stark erhöht [55, 56, 64, 74, 77, 88]. Da die betroffenen Patienten meist auch über gastrointestinale Beschwerden klagen, wird häufig eine Pankreaserkrankung als Ursache der erhöhten α-Amylase-Werte im Serum vermutet [90, 114, 141]. Gegen einen solchen pankreatischen Ursprung der Hyperamylasämie bei Magersucht und bei Bulimia nervosa spricht allerdings, daß die Lipase-Aktivität im Serum dieser Patienten meist im Normbereich liegt und damit auf indirektem Wege eine Pankreaserkrankung ausgeschlossen werden kann [64, 74]. Eindeutig läßt sich die Quelle der erhöhten α-Amylase-Aktivität im Serum nur durch die Bestimmung des α-Amylase-Isoenzymmusters klären, denn die im Serum meßbare α-Amylase besteht aus zwei Gruppen von *Isoenzymen*, den Pankreas- und den Speichel-Isoamylasen, die sich in ihrer molekularen Struktur geringfügig unterscheiden [119], und jeweils nach dem Organ benannt sind, in dem sie hauptsächlich gebildet werden. Tritt bei gesteigerter Enzymsynthese, bei Entzündungen oder Tumoren in einem der α-Amylase bildenden Organe vermehrt α-Amylase ins Blut über und führt zu pathologisch erhöhten Serumwerten, so ist diese Hyperamylasämie je nach betroffenem Organ durch eine isolierte Erhöhung der Pankreas- oder der Speichel-α-Amylase-Fraktion gekennzeichnet und läßt damit Rückschlüsse auf das erkrankte Organ zu. Bei den Patienten mit Anorexia nervosa und mit Bulimia nervosa ließ sich durch Differenzierung des Isoenzymmusters die Erhöhung der Gesamt-α-Amylase-Aktivität im Serum bisher fast ausnahmslos auf einen starken Anstieg der Speichel-α-Amylasefraktion im Serum zurückführen und damit eine Pankreaserkrankung als Ursache der erhöhten α-Amylase-Werte im Serum ausschließen [12, 55, 74, 97, 157, 180]. Ursprungsort der vermehrten Speichel-α-Amylase im Serum der eßgestörten Patienten sind die Speicheldrüsen. Bei einer vergleichenden Untersuchung der Speichel-α-Amylase-Isoenzymfraktionen im Serum und im Speichel von Patienten mit Anorexia nervosa und mit Bulimia nervosa ließen sich nämlich sowohl bei der Speichel-α-Amylase-Fraktion im Serum als auch bei der α-Amylase im Speichel charakteristische Verschiebungen des Isoenzymmusters feststellen, die eng miteinander korrelierten [157]. Darüber hinaus ist bei den Patienten mit Anorexia nervosa und mit Bulimia nervosa im Vergleich zu gesunden Probanden die durchschnittliche α-Amylase-Konzentration und -Sekretionsrate des Speichels deutlich erhöht (Abb. 20) [157]. Die veränderten α-Amylase-Werte im

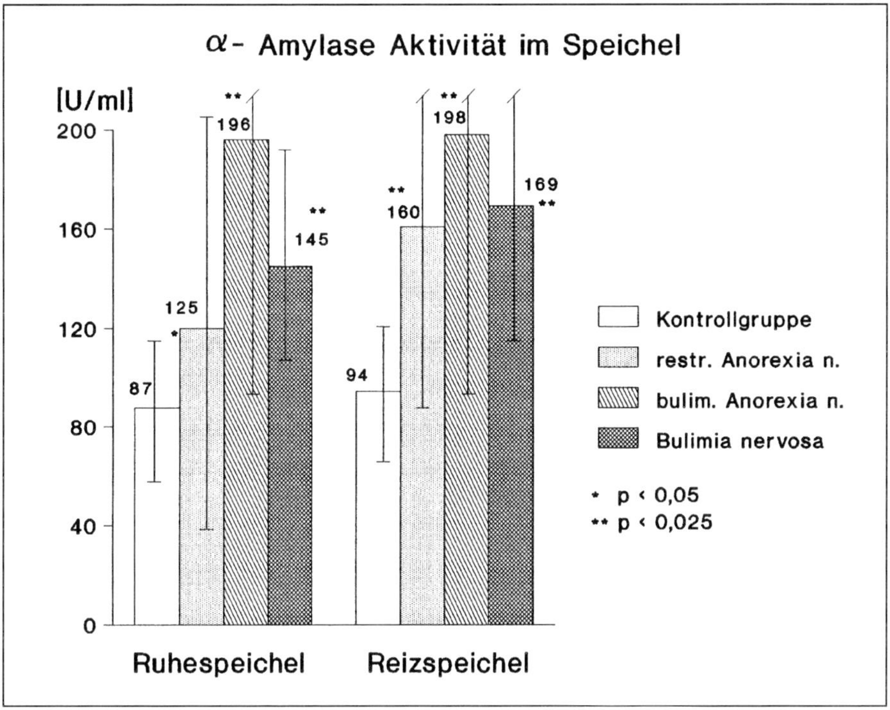

Abb. 20 α-Amylase-Aktivität im Speichel von Patienten mit Anorexia nervosa und Bulimia nervosa im Vergleich zu gesunden Probanden [157].

Speichel der Patienten mit Anorexia nervosa und mit Bulimia nervosa sind auf das besondere Eßverhalten dieser Patienten zurückzuführen. Dabei deutet die Tatsache, daß die α-Amylase-Konzentration und -sekretionsrate des Speichels sowohl bei den magersüchtigen Patienten als auch bei den Bulimia-nervosa-Patienten erhöht ist (Abb. 20), darauf hin, daß die α-Amylase-Sekretion der Speicheldrüsen, ähnlich wie die des Pankreas, sowohl durch Mangelernährung als auch durch das bulimische Eßverhalten beeinflußt wird. Dies bestätigen auch Untersuchungen zur Abhängigkeit der α-Amylase-Konzentration des Speichels von der Art und der Menge der aufgenommenen Nahrung [26, 84]. Hierbei zeigte sich u.a., daß eine Restriktion der täglichen Kalorienzufuhr um 50% zu einem Anstieg der α-Amylase-Konzentration und zu einer Verminderung der Fließrate des Ruhespeichels führt [165], was mit den Befunden bei Patienten mit Anorexia nervosa übereinstimmt. Kohlenhydratreiche Diät und erhöhte Kautätigkeit bewirken ebenfalls einen Anstieg der α-Amylase-Konzentration im menschlichen Speichel, wobei gleichzeitig die

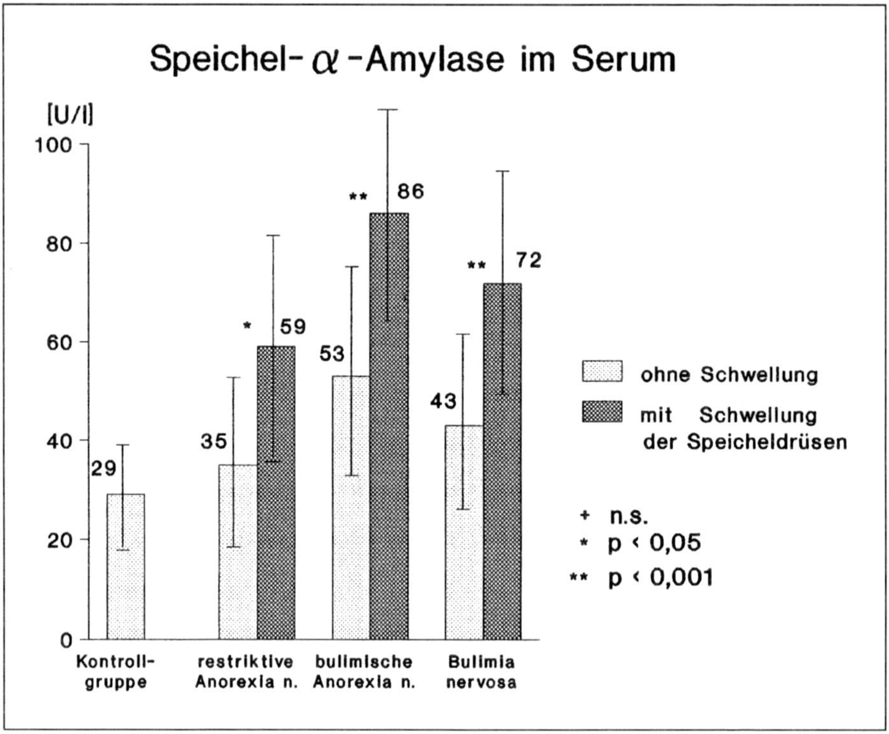

Abb. 21 Durchschnittliche Speichel-α-Amylase-Aktivität im Serum von eßgestörten Patienten mit und ohne Speicheldrüsenschwellung [156].

Speichelfließrate ansteigt [28, 164, 165]. Dies entspricht den Befunden bei Patienten mit Bulimia nervosa.

Der vermehrte Übertritt von Speichel-α-Amylase ins Blut bei den eßgestörten Patienten steht in Zusammenhang mit den bei diesen Patienten häufig auftretenden Speicheldrüsenschwellungen, denn diejenigen Patienten, die zum Zeitpunkt der Untersuchung eine Speicheldrüsenschwellung aufweisen, haben im Durchschnitt signifikant höhere Speichel-α-Amylase-Werte im Serum als Patienten ohne Speicheldrüsenschwellung (Abb. 21) [156].

Auch hinsichtlich der α-Amylase-Sekretion im Speichel der eßgestörten Patienten bestehen deutliche Unterschiede zwischen Patienten mit und ohne Speicheldrüsenschwellung (Abb. 22) [156, 157].

Da bei den Patienten mit einer Speicheldrüsenschwellung die α-Amylase-Sekretion im Ruhespeichel vermindert und im Reizspeichel erhöht ist, und die Patienten berichten, daß die Speicheldrüsenschwellungen meist einige Tage nach einem Eßanfall auftreten, während der darauffolgenden Fastenperiode an-

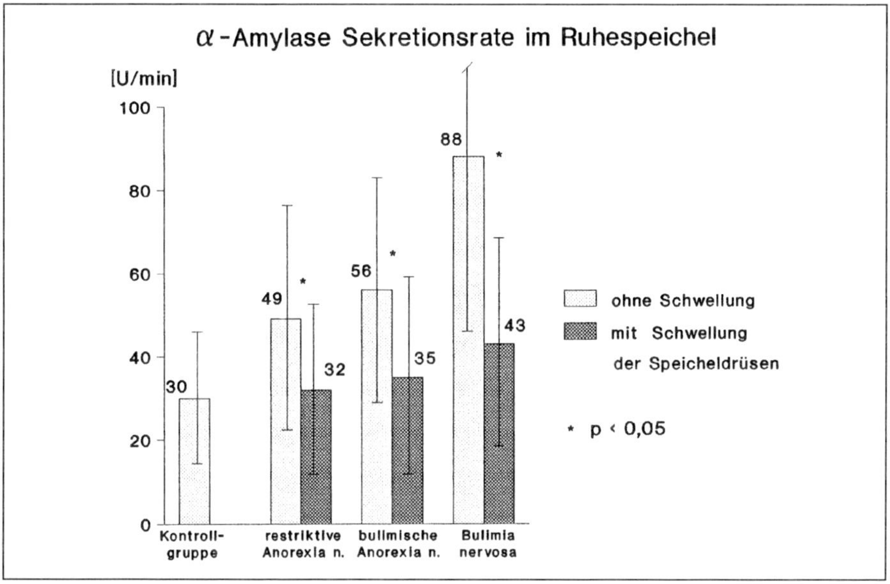

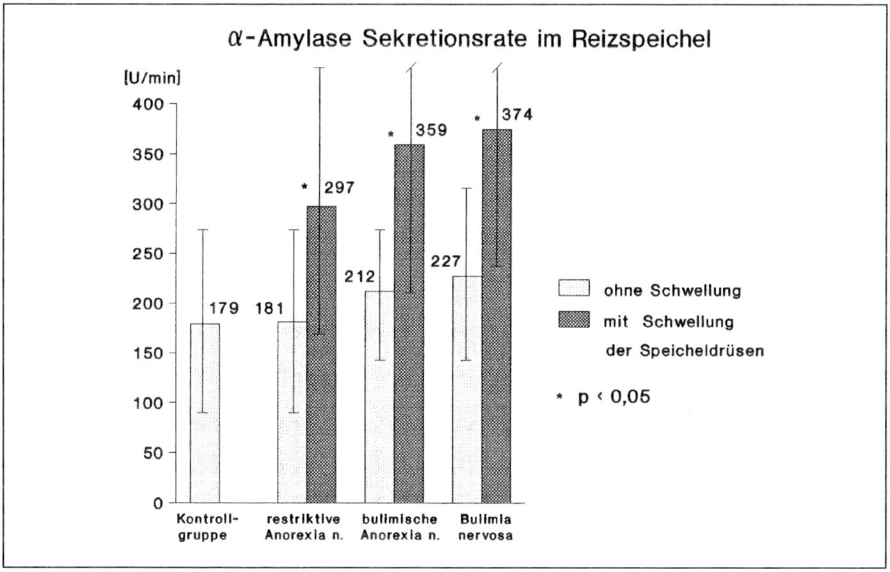

Abb. 22a–b Durchschnittliche α-Amylase-Sekretionsrate im Ruhespeichel (a) und im paraffinstimulierten Speichel (b) bei eßgestörten Patienten mit und ohne Speicheldrüsenschwellung [156].

halten und erst im Anschluß an den nächsten Eßanfall wieder verschwinden [104, 157], liegt die Vermutung nahe, daß es während des Eßanfalls zu einer Stimulation der Drüsentätigkeit mit verstärkter Sekretbildung kommt. Die vermehrt gebildeten Sekretgranula werden dann nach Wegfall des stimulierenden Reizes und Verringerung der Speichelsekretion in der Fastenperiode zunächst in den Drüsenzellen gespeichert und führen zu einer Hypertrophie, was die herabgesetzte α-Amylase-Sekretion im Ruhespeichel der Patienten mit einer Speicheldrüsenschwellung erklärt. Als Folge der verringerten α-Amylase-Sekretion im Speichel tritt dann vermehrt Speichel-α-Amylase ins Blut über. Dies erklärt auch, warum die Patienten mit bulimischer Anorexia nervosa, bei denen nur sporadisch Eßanfälle auftreten, sehr viel häufiger eine Speicheldrüsenschwellung und erhöhte Speichel-α-Amylase-Werte im Serum aufweisen als die Patienten mit Bulimia nervosa, bei denen regelmäßig Heißhungeranfälle auftreten.

Der Anstieg der α-Amylase-Aktivität im Serum wird demnach nicht direkt durch den Eßanfall bzw. das Erbrechen verursacht, sondern ist eher eine Folge des Wechsels von Eß- und Fastenperioden. Dementsprechend läßt sich auch keine statistisch signifikante Korrelation zwischen der Häufigkeit von Eßanfällen bzw. Erbrechen und der α-Amylase-Aktivität im Serum oder im Speichel nachweisen [77, 156].

Mundschleimhautveränderungen

Verletzungen der Gaumenschleimhaut

Verletzungen der Schleimhaut am Gaumen oder an der Rachenhinterwand treten bei Patienten mit bulimischer Anorexia nervosa oder Bulimia nervosa auf, die den Würgreflex mit dem Finger oder anderen Hilfsmitteln, wie Zahnbürste oder Löffel, auslösen. Nach Angaben von ABRAMS und RUFF [1] sowie SCHAAF und HOOK [152] lassen sich so verursachte Schleimhautläsionen bei allen eßgestörten Patienten, die regelmäßig erbrechen, sehr häufig finden.

Bei einer eigenen Untersuchung an 80 Patienten mit bulimischer Anorexia nervosa und Bulimia nervosa sahen wir solche Läsionen jedoch nur in drei Fällen [156], was sich damit erklären läßt, daß es den meisten Patienten mit etwas Übung gelingt, im Anschluß an jegliche Nahrungsaufnahme spontan zu erbrechen, ohne sich irgendwelcher Hilfsmittel bedienen zu müssen.

Glossitis, Glossodynie

Bei HARRISON et al. [59] und bei SCHAAF und HOOK [152] findet man den Hinweis, daß bei Patienten mit Anorexia nervosa als Folge eines Vitamin-B-Mangels eine Glossitis verbunden mit Zungenbrennen und Geschmacksstörungen auftreten kann. Die genannten Autoren machen allerdings keine Angaben zur Häufigkeit dieser Komplikationen und geben auch keine nähere Beschreibung der Befunde, so daß unklar bleibt, ob es sich um eine eigene Beobachtung oder lediglich um eine Vermutung handelt. Bekannt ist, daß bei *megaloblastischer Anämie* infolge Vitamin-B12- oder Folsäuremangels typische Zungenveränderungen, die auch als „Möller-Hunter-Glossitis“ bezeichnet werden, auftreten. Die Zungenschleimhaut ist hierbei blaßfahl mit roten, scharf begrenzten Flekken auf dem Zungenrücken. Solche oder andere pathologische Veränderungen konnten wir bei einer eigenen Untersuchung an 52 Magersucht- und 51 Bulimia-nervosa-Patienten jedoch nicht feststellen. Auch die gezielte Anamneseerhebung ergab bei keinem unserer Patienten einen Hinweis darauf, daß in der Vergangenheit solche Zungenveränderungen aufgetreten waren [156]. Die Untersuchungen von HERPERTZ-DAHLMANN und REMSCHMIDT [67], MANT und FARAGHER [113] sowie PHILIPP et al. [135] zeigen außerdem, daß der Vitamin-B12- und Folsäure-Spiegel bei den Patienten mit Anorexia nervosa und mit Bulimia nervosa in der Regel im Normbereich liegt und die bei Anorexia nervosa auftretende Anämie meist normo- oder hypochrom, und nicht hyperchrom (wie die megaloblastische Anämie) ist. Die hypochrome Anämie der Magersucht-Patienten weist allerdings auf eine andere mögliche Ursache für Zungenveränderungen hin, nämlich auf einen *Eisenmangel.* Hierbei kann es zur Ausbildung des *Plummer-Vinson-Syndroms* mit atrophischer, feuerroter Zunge kommen. Ein Eisenmangel durch Fehl- oder Mangelernährung ist jedoch sehr selten, da die physiologische Eisenausscheidung sehr gering ist und es infolgedessen Jahre dauert, bis die Eisendepots geleert sind. Da Patientinnen mit Magersucht außerdem regelmäßig eine Amenorrhoe aufweisen, liegen die Serumeisenspiegel der Magersucht-Patienten häufig im Normbereich, wobei allerdings starke Schwankungen zu beobachten sind [67]. Unter Berücksichtigung dieser Befunde scheinen pathologische Veränderungen der Zungenschleimhaut oder eine Glossodynie bei Patienten mit Anorexia nervosa und Bulimia nervosa eher eine Ausnahme als den Regelfall darzustellen.

Cheilosis

Die meisten Patienten mit einer bulimischen Eßstörung leiden unter geröteten, trockenen und rissigen Lippen (Cheilosis), wobei häufig auch Rhagaden an den Mundwinkeln auftreten [152, 154, 156]. Diese Veränderungen an den Lippen der Patienten mit bulimischer Anorexia nervosa und Bulimia nervosa sind in erster Linie auf die lokale Säureeinwirkung beim Erbrechen zurückzuführen. Systemische Ursachen wie Vitamin- oder Eisenmangel sind ebenfalls in Erwägung zu ziehen, lassen sich in den meisten Fällen jedoch ausschließen [67, 135].

Erkrankungen des marginalen Parodontiums

Entzündliche Parodontopathien

Ausgehend von einigen Fallbeschreibungen vermuteten BRADY [16], HARRISON et al. [59] sowie SCHAAF und HOOK [152], daß eßgestörte Patienten verstärkt von entzündlichen Parodontopathien betroffen sind. Dem widersprechen allerdings die Ergebnisse anderer Autoren, die den Parodontalzustand bei einer größeren Zahl eßgestörter Patienten untersucht haben. WILLERSHAUSEN et al. [188, 189], die bei 11 Patienten mit Anorexia nervosa, bei 43 Bulimia-nervosa-Patienten und bei 50 gesunden Kon-

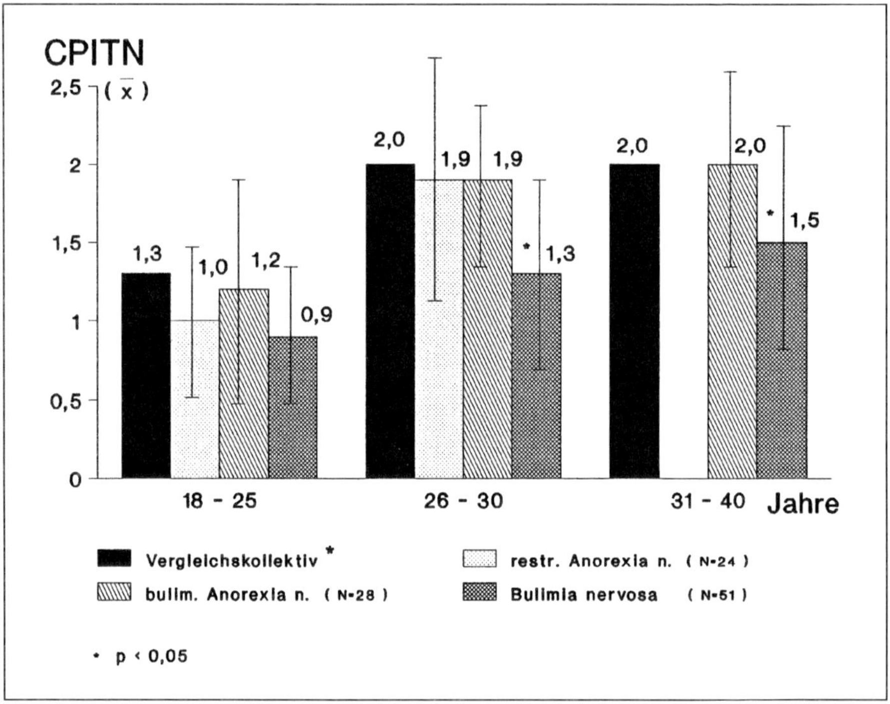

Abb. 23 Durchschnittliche CPITN-Werte eßgestörter Patienten [156] im Vergleich zu gleichaltrigem, nicht selektiertem Patientenkollektiv einer Zahnklinik [aus: 41].*

trollpersonen den *Sulcus-Blutungs-Index* (SBI) als Maß für das Vorliegen einer parodontalen Entzündung bestimmten, fanden bei den eßgestörten Patienten signifikant niedrigere SBI-Werte als bei den gesunden Kontrollpersonen. Milosevics und Slade [126] konnten bei der Auswertung des *Gingivalindex* (GI) nach Loe und Silness [106] bei 18 Patienten mit Anorexia nervosa und bei 40 Patienten mit Bulimia nervosa zwar keinen statistisch signifikanten Unterschied zu 50 gesunden Kontrollpersonen feststellen, jedoch waren auch in dieser Untersuchung die durchschnittlichen Indexwerte in beiden Gruppen eßgestörter Patienten etwas niedriger als in der gleichaltrigen Kontrollgruppe. Bei einer eigenen Untersuchung [156], in der der Schweregrad und die Behandlungsnotwendigkeit entzündlicher Parodontopathien bei 52 Patienten mit Anorexia nervosa und bei 51 Patienten mit Bulimia nervosa anhand des jeweiligen *Community Periodontal Index of Treatment Needs* (CPITN) [4, 184] erfaßt und mit den Ergebnissen epidemiologischer Studien an größeren Bevölkerungsgruppen verglichen wurde, zeigte sich, daß die eßge-

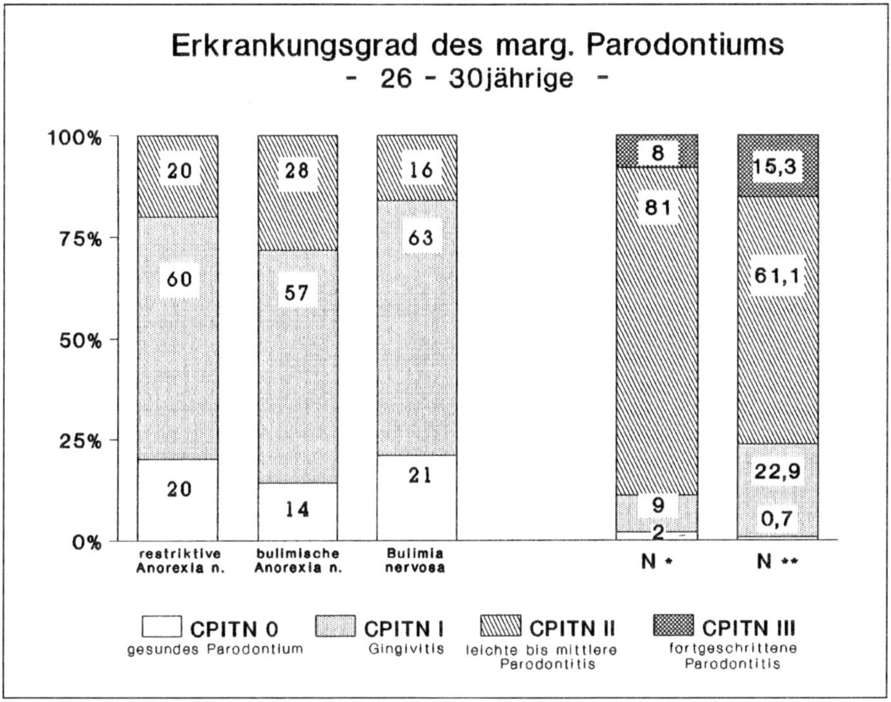

Abb. 24 Erkrankungsgrad des marginalen Parodontiums bei 26–30jährigen eßgestörten Patienten [156] im Vergleich zu Normalkollektiven [aus: 3], [** aus: 65].*

störten Patienten aller Altersgruppen seltener an einer Entzündung des marginalen Parodontiums erkrankt sind als die gleichaltrige Normalbevölkerung und auch der jeweilige Erkrankungsgrad bei den eßgestörten Patienten deutlich geringer ist. In allen Altersgruppen lagen die durchschnittlichen CPITN-Werte der eßgestörten Patienten unter den entsprechenden Werten der Vergleichskollektive (Abb. 23) [155].

Nur 19% der 26–30jährigen eßgestörten Patienten litten an einer leichten bis mittelschweren Parodontitis, im Gegensatz zu 81% bzw. 61,1% der Patienten in den gleichaltrigen Bevölkerungsstichproben von Ahrens und Bublitz [3] bzw. Henne et al. [65] (Abb. 24).

Entsprechend gering war auch der Behandlungsbedarf, nur bei 4 der untersuchten 103 eßgestörten Patienten im Alter von 18 bis 50 Jahren ergab sich die Notwendigkeit einer systematischen Parodontaltherapie [156].

Der im Vergleich zu Normalkollektiven geringere Erkrankungsgrad des marginalen Parodontiums bei den eßgestörten Patienten korrespondiert mit der hohen Zahnputzfrequenz und den daraus resultierenden niedrigen Plaquewerten

dieser Patienten und entspricht damit der allgemein anerkannten Auffassung, daß die primäre und wichtigste Ursache entzündlicher Parodontalerkrankungen die bakterielle Plaque ist.
Zuckerarme Ernährung und seltene Nahrungsaufnahme, wie wir sie bei den restriktiven Magersucht-Patienten vorfinden, bewirken keine Reduktion entzündlicher Parodontopathien, da auch kohlenhydratfrei bzw. mit Zuckerersatzstoffen ernährte Probanden supragingivale Plaque entwickeln, wobei Glykoproteine aus dem Speichel und der Sulkusflüssigkeit als Substrat für den Energiestoffwechsel der Bakterien dienen [134].
Einige Autoren [24, 145, 152] vermuten, daß *Vitaminmangel* und eine *geschwächte Abwehr* bei den Patienten mit Anorexia nervosa zu einem rascheren Fortschreiten und einer schwerwiegenderen Ausprägung von entzündlichen Parodontopathien führen, und ziehen Parallelen zu unterernährten Personen in Hungergebieten. Im Gegensatz zu Hungerzuständen anderer Genese tritt bei Magersucht jedoch nur sehr selten ein Vitaminmangel auf [67], da die meisten Magersucht-Patienten Rohkost bevorzugen und viel frisches Obst essen (vgl. S. 25 ff.). Außerdem ist der Einfluß von Vitaminmangelzuständen auf das marginale Parodontium umstritten [5].
Hinsichtlich *Störungen des Immunsystems* und deren möglicher Auswirkungen auf das marginale Parodontium bei Patienten mit Anorexia nervosa, ist zunächst festzustellen, daß tatsächlich bei etwa 30% der jugendlichen und der erwachsenen Magersucht-Patienten eine Verminderung der peripheren Leukozytenzahl auftritt [13, 57, 67]. Diese Leukopenie ist vorwiegend auf eine Reduktion der neutrophilen Granulozyten zurückzuführen [13, 67], wobei der Schweregrad der hämatologischen Veränderungen statistisch hochsignifikant vom Grad des Untergewichtes abhängig ist [67].
Tierexperimentelle Studien und Untersuchungen am Menschen zeigen übereinstimmend, daß eine Störung der unspezifischen Abwehr, insbesondere eine Beeinträchtigung der Adhärenzeigenschaften oder der Phagozytosefähigkeit der neutrophilen Granulozyten, je nach Schweregrad, zu unterschiedlich progressiven Parodontitiden führen kann [50, 94, 132]. Unter Berücksichtigung dieser Befunde sollte man erwarten, daß Patienten mit Anorexia nervosa, selbst bei guter Mundhygiene, wesentlich stärker von Parodontitiden betroffen sind als Patienten mit Bulimia nervosa und gesunde Kontrollpersonen. Dies war jedoch weder bei den von uns untersuchten 52 Anorexia-nervosa-Patienten [156] noch bei den 18 bzw. 11 Patienten der Studien von Milosevics und Slade [126] bzw. Willershausen et al. [188, 189] der Fall. Hierfür gibt es zwei Erklärungsmöglichkeiten: Entweder gehörten die untersuchten Magersucht-Patienten zu jenen 60% dieser Patientengruppe, die keine Leukozytopenie aufweisen, oder die vorhandenen Störungen der Granulozytenfunktion waren so gering, daß sie keine Auswirkungen auf das marginale Parodontium hatten. Welche dieser Hypothesen zutrifft, läßt sich bei unserem heutigen Kenntnisstand nicht entscheiden, da der Parodontalzustand anorektischer Patienten unter Berücksichtigung hämatologischer Befunde bisher noch nicht untersucht worden ist.

Gingivarezessionen

Patienten mit Anorexia nervosa und mit Bulimia nervosa sind häufiger von Gingivarezessionen betroffen als gleichaltrige andere Bevölkerungsgruppen. In einer Studie an 103 eßgestörten Patienten waren bei 58% (14/24) der Patienten mit restriktiver Anorexia nervosa, bei 54% (15/28) der Patienten mit bulimi-

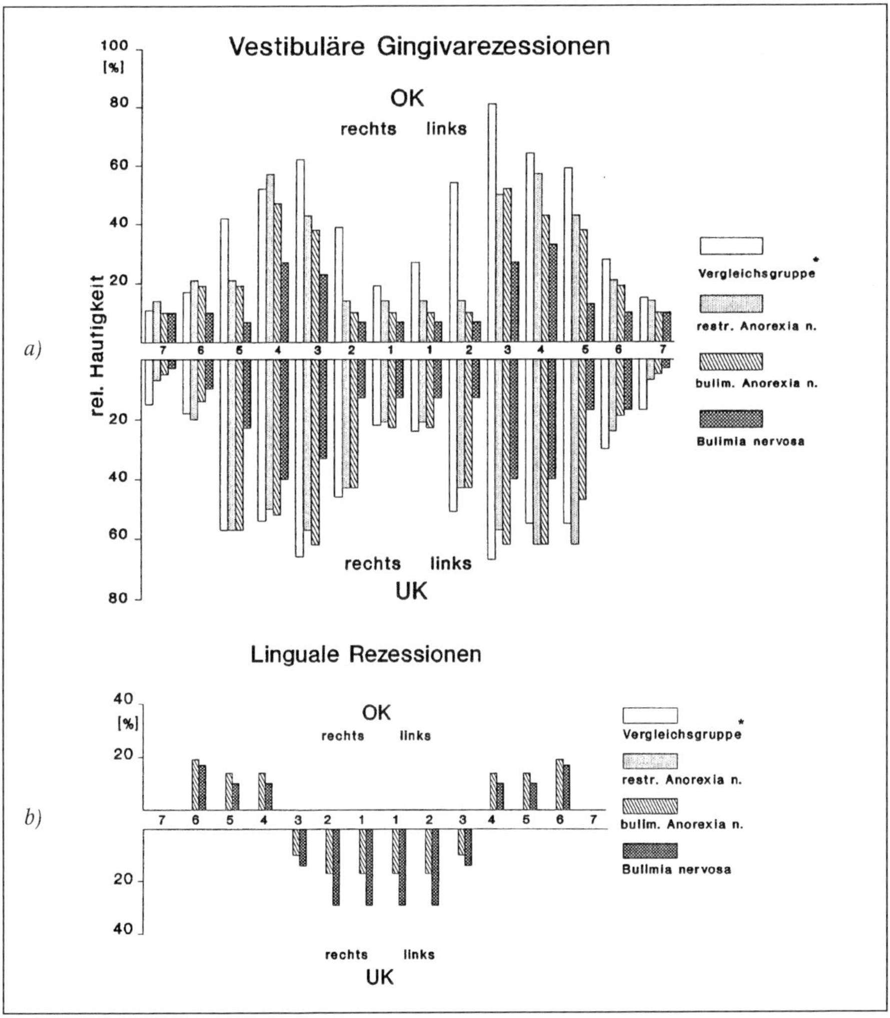

Abb. 25a–b Häufigkeitsverteilung vestibulärer (a) und lingualer (b) Gingivarezessionen bei eßgestörten Patienten [156] und gleichaltrigen Bundeswehrsoldaten [122].

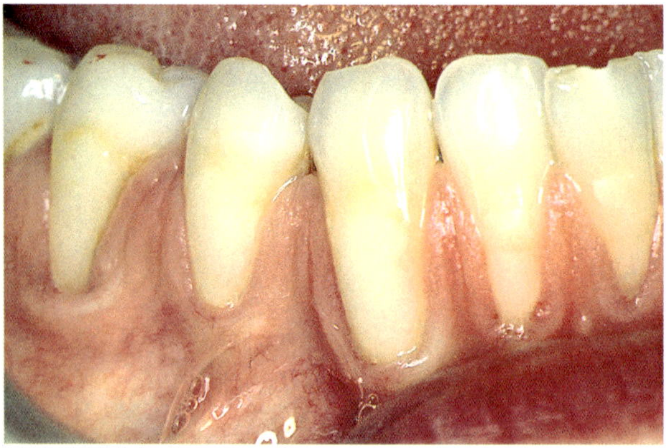

Abb. 26 Multiple Rezessionen mit wulstartiger Verdickung des marginalen Gingivalsaumes (McCall-Girlanden) bei 23jähriger Patientin mit Bulimia nervosa.

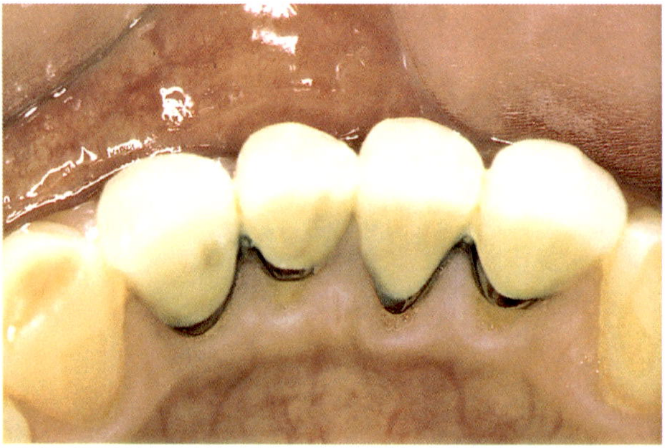

a)

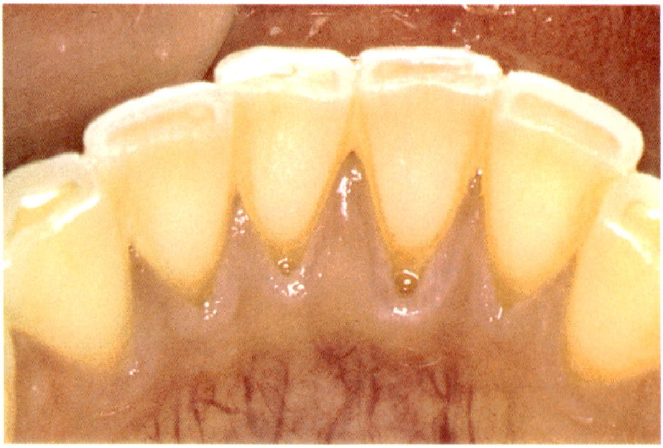

b)

Abb. 27a-b Linguale Gingivarezessionen an unteren Frontzähnen von Patienten mit bulimischer Anorexia nervosa und Bulimia nervosa.

scher Anorexia nervosa und bei 59% (30/51) der Patienten mit Bulimia nervosa entzündungsfreie Gingivarezessionen mit freiliegender Wurzeloberfläche zu beobachten [156]. Demgegenüber fanden Mierau und Fiebig [122] sowie Raetzke [140] in ihren umfangreichen Studien zur Epidemiologie von Gingivarezessionen bei gleichaltrigen Bundeswehrsoldaten nur in 19,3% [122] bzw. 17,4% [140] der Fälle Rezessionen. In bezug auf die Häufigkeitsverteilung und das Ausmaß der vestibulären Gingivarezessionen innerhalb des Gebisses unterschieden sich die eßgestörten Patienten [156] dagegen nicht merklich von den Probanden der Vergleichskollektive [122, 140] (Abb. 25). Die Eckzähne und die Prämolaren waren am häufigsten von einer vestibulären Gingivarezession betroffen. Das Ausmaß der vestibulären Gingivarezessionen, d.h. die Länge der freiliegenden Wurzeloberfläche, betrug bei den eßgestörten Patienten zwischen 1 mm und 12 mm [156]. Bei 57% (34/59) der von einer Rezession betroffenen Patienten waren die vestibulären Rezessionen mit einer wulstartigen Verdickung des Gingivalsaumes, sog. „McCall-Girlanden", verbunden (Abb. 26) [156].
Im Gegensatz zu den Patienten der Vergleichskollektive [122, 140] traten bei einigen eßgestörten Patienten auch an den Lingualflächen der Zähne Rezessionen auf [156]. Hiervon waren allerdings nur Patienten mit Bulimia nervosa (in 18% der Fälle) und Patienten mit bulimischer Anorexia nervosa (in 14% der Fälle) betroffen. Bei diesen Patienten ließen sich linguale Rezessionen an den oberen 6-Jahr-Molaren, an den oberen Prämolaren und den oberen Schneidezähnen sowie an den unteren Frontzähnen feststellen (Abb. 25) [156]. Das Ausmaß dieser Rezessionen war mit durchschnittlich 1,3 mm (bei den Patienten mit bulimischer Anorexia nervosa) bzw. 1,5 mm (bei den Patienten mit Bulimia nervosa) an den unteren Frontzähnen am größten. Die lingualen Rezessionen (Abb. 27) traten mit gleicher Häufigkeit an überkronten und an nichtüberkronten Zähnen auf.

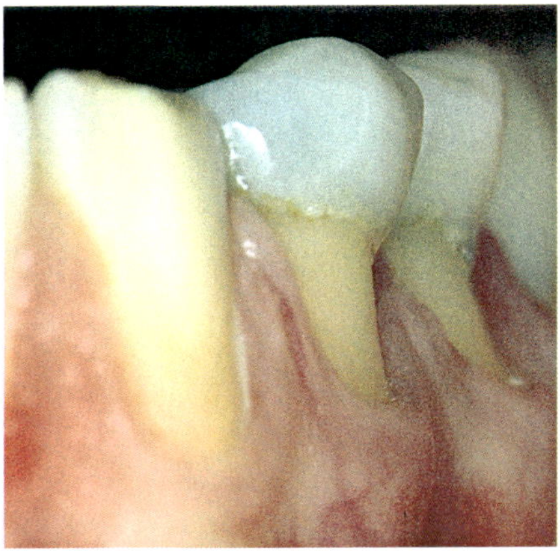

Abb. 28 Erosion der freiliegenden Wurzeloberflächen bei 23jähriger Patientin mit bulimischer Anorexia nervosa.

Die Ätiologie von Gingivarezessionen ist bis heute noch nicht eindeutig geklärt. Sowohl Zahnfehlstellungen [73] als auch orthodontische Behandlungen [107], einstrahlende Lippen- und Wangenbändchen [173], okklusale Parafunktionen [174] oder eine falsche Zahnputztechnik [121, 122, 123, 124] sollen bei der Entstehung entzündungsfreier Gingivaretraktionen eine Rolle spielen. Unter allen genannten Faktoren scheint allerdings dem Zahnpflegeverhalten der Patienten eine besondere Bedeutung zuzukommen. Einige Untersu-

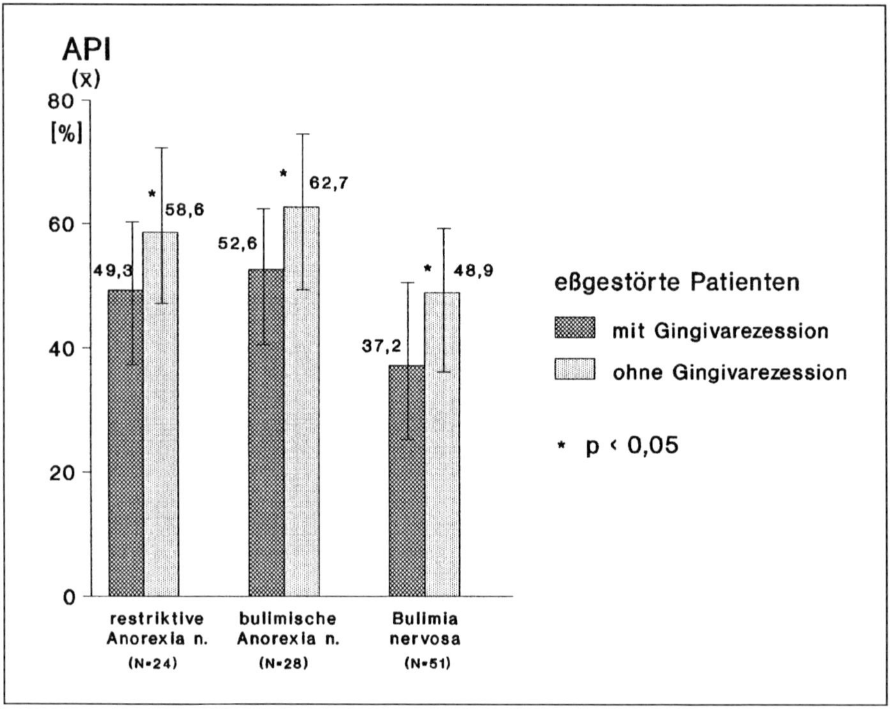

Abb. 29 Durchschnittliche API-Werte bei eßgestörten Patienten mit und ohne Gingivarezessionen [156].

chungen [122, 123, 124, 178] deuten darauf hin, daß zu kraftintensives, u.U. noch mit falscher Technik ausgeführtes Zähnebürsten als Hauptursache vestibulärer Gingivarezessionen anzusehen ist. So zeichnen sich Patienten mit Gingivarezessionen im allgemeinen durch ein besonderes Interesse an ihrer Mundhygiene aus [121] und weisen durchschnittlich niedrigere CPITN- und DMF-T-Werte auf als Patienten ohne Rezessionen [42, 122].
Dies läßt darauf schließen, daß das gehäufte Auftreten von Gingivarezessionen bei den Patienten mit Anorexia nervosa und Bulimia nervosa eine Folge der besonders intensiven Mundhygiene dieser Patienten ist. Hierfür spricht auch, daß eßgestörte Patienten mit Gingivarezessionen durchschnittlich niedrigere Plaquewerte aufweisen als eßgestörte Patienten ohne Gingivarezessionen (Abb. 29) [156]. Für das Auftreten lingualer Gingivarezessionen bei den Patienten mit einer bulimischen Eßstörung ist wahrscheinlich neben einer verstärkten Bürsteinwirkung v.a. das chronische Erbrechen ursächlich, denn die nicht

erbrechenden Patienten mit restriktiver Magersucht waren, ebenso wie die Probanden der Vergleichsgruppen, von lingualen Rezessionen nicht betroffen [156].

Karies

DMF-T-Werte

Bei vergleichenden Untersuchungen zum DMF-T-Index, d.h. zur durchschnittlichen Anzahl kariöser (Decayed), fehlender (Missing) und gefüllter (Filled) Zähne (Teeth), bei Patienten mit Anorexia nervosa und mit Bulimia nervosa fanden MILOSEVICS und SLADE [126] ebenso wie ROBERTS und LI [145] bei den Patienten mit Bulimia nervosa durchschnittlich höhere und WILLERSHAUSEN et al. [188, 189] durchschnittlich niedrigere DMF-T-Werte als bei den Patienten mit Anorexia nervosa. Dies läßt sich damit erklären, daß die Patienten in den genannten Untersuchungen z.T. verschiedenen Altersgruppen angehörten und bei den Magersucht-Patienten nicht zwischen restriktiver und bulimischer

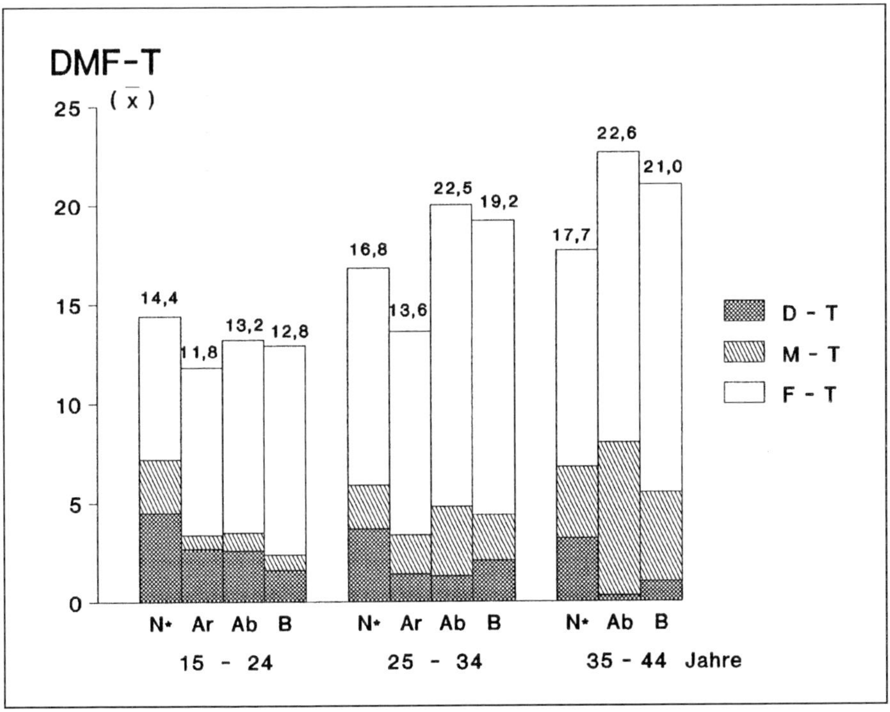

Abb. 30 DMF-T-Mittelwerte eßgestörter Patienten unterschiedlicher Altersgruppen [155] im Vergleich zur gleichaltrigen Normalpopulation [129] (Ar = restriktive Anorexia nervosa, Ab = bulimische Anorexia nervosa, B = Bulimia nervosa, N = Normalpopulation).

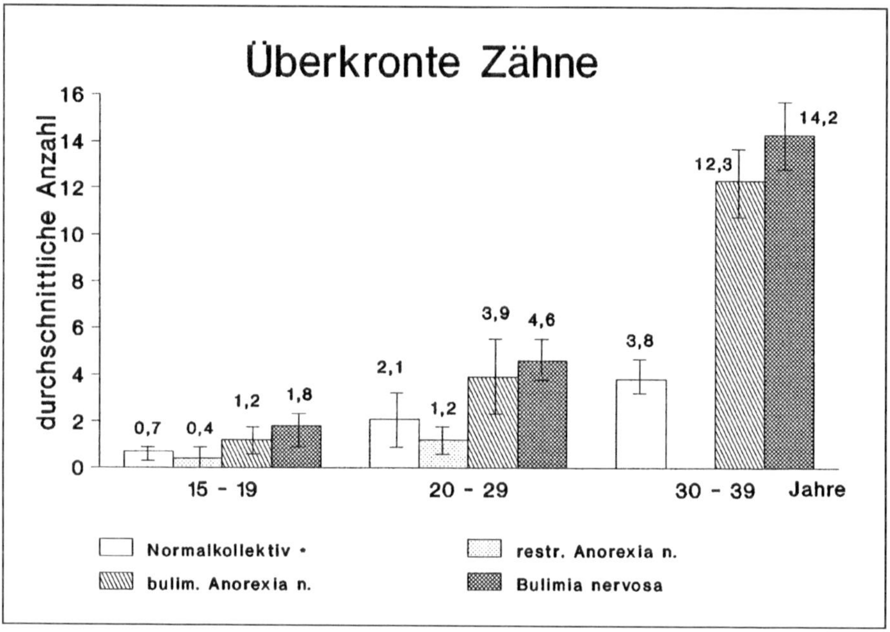

Abb. 31 Durchschnittliche Anzahl überkronter Zähne bei Patienten mit Anorexia nervosa und Bulimia nervosa unterschiedlicher Altersgruppen [156] im Vergleich zu gleichaltrigem Normalkollektiv [43].

Anorexia nervosa unterschieden wurde. Vergleicht man dagegen die durchschnittlichen DMF-T-Werte gleichaltriger Patienten mit restriktiver Anorexia nervosa, mit bulimischer Anorexia nervosa und mit Bulimia nervosa untereinander und mit den DMF-T-Werten der gleichaltrigen Normalbevölkerung, zeigt sich, daß die Patienten mit restriktiver Magersucht in allen Altersgruppen die niedrigsten DMF-T-Werte aufweisen (Abb. 30) [155, 156].

Auch bei den 15–24jährigen Patienten mit bulimischer Magersucht und Bulimia nervosa ist der durchschnittliche DMF-T-Gesamtwert geringer als in der gleichaltrigen Normalpopulation, die Anzahl gefüllter Zähne (F-T-Wert) liegt bei diesen Patienten jedoch weit über derjenigen der Normalpopulation (Abb. 30) [155, 156]. Die große Anzahl gefüllter bzw. überkronter Zähne (Abb. 31) und die steigende Anzahl fehlender Zähne führt bei den Patienten mit einer bulimischen Eßstörung im Alter von 25–34 Jahren und 35–44 Jahren zu einem gegenüber der Normalbevölkerung deutlich erhöhten DMF-T-Gesamtwert [155, 156].

Der DMF-T-Wert spiegelt allerdings nur die momentane Gebißsituation wieder und gibt keinen Aufschluß über die Kariesaktivität bzw. das Kariesrisiko dieser Patienten. Für die zahnärztliche Behandlungsplanung bei den eßgestörten Patienten ist es jedoch wichtig, das Kariesrisiko möglichst genau einschätzen zu können, denn danach wird sich zum einen die Intensität prophylaktischer Maßnahmen und zum anderen auch die Art der evtl. erforderlichen prothetischen Versorgung richten.

Kariesrisiko

Wichtige Anhaltspunkte für die Bestimmung des Kariesrisikos sind v.a. die Ernährung und die Mundhygienegewohnheiten der Patienten, aber auch die Menge kariogener Mikroorganismen und die Speichelfließrate sowie die Pufferkapazität des Speichels spielen eine Rolle [95, 96].

Überlegungen zur Kariogenität der Nahrung bei Patienten mit Anorexia und Bulimia nervosa wurden bereits im Kapitel „*Ernährungsgewohnheiten*" (S. 25 ff.) angestellt. Ausgehend von den Angaben der Patienten zu Ernährungsgewohnheiten und Eßverhalten, erscheinen die Patienten mit bulimischer Anorexia nervosa besonders kariesgefährdet, da nicht die Menge der aufgenommenen kariogenen Nahrung, sondern die Häufigkeit der Aufnahme für die Kariogenität entscheidend ist. Aus diesem Grund haben die Patienten mit bulimischer Anorexia nervosa, die mehrfach täglich nur geringe Mengen von niedermolekularen Kohlenhydraten zu sich nehmen, ein höheres Kariesrisiko als die Patienten mit Bulimia nervosa, die zwar große Mengen potentiell kariogener Nahrungsmittel in sich „hineinschlingen", dies jedoch fast ausschließlich während eines Eßanfalles. Bedingt durch den hohen bzw. häufigen Konsum leicht vergärbarer Mono- und Disaccharide, ist auch die Anzahl *kariogener Mikroorganismen* (Streptococcus mutans, Laktobazillus) im Speichel der Patienten mit Bulimia nervosa und bulimischer Anorexia nervosa sehr hoch (vgl. S. 42 ff.). Die durchschnittliche *Speichelfließrate* und *-pufferkapazität* der Patienten mit bulimischer Anorexia nervosa liegt jedoch im Normalbereich, wogegen die Pufferkapazität des Ruhe- und des Reizspeichels bei den Patienten mit Bulimia nervosa in der Regel herabgesetzt ist (vgl. S. 41 ff.). Berücksichtigt man weiterhin, daß die *Mundhygiene* der Patienten mit bulimischer Anorexia nervosa im Durchschnitt deutlich schlechter ist als die der Bulimia-nervosa-Patienten, muß man den Schluß ziehen, daß die Patienten mit bulimischer Anorexia nervosa als Gruppe von allen eßgestörten Patienten das höchste Kariesrisiko haben. Damit besteht sowohl hinsichtlich der Kariesprävalenz als auch hinsichtlich des prospektiven Kariesrisikos ein deutlicher Unterschied zwischen den Patienten mit restriktiver Magersucht und den Patienten mit bulimischer Magersucht.

Die Patienten mit restriktiver Anorexia nervosa sind hinsichtlich ihrer Ernährung mit der Bevölkerung in Hungergebieten zu vergleichen, für die verschiedene epidemiologische Studien [130, 149] nachgewiesen haben, daß die zuckerarme Ernährung und die seltene Nahrungsaufnahme zu einer niedrigen Kariesrate führen. Da die Patienten mit restriktiver Magersucht außerdem in der Regel eine gute Mundhygiene betreiben (vgl. S. 32. ff.) haben diese Patienten im Vergleich zu unserer Allgemeinbevölkerung ein deutlich geringeres Kariesrisiko, was durch die niedrigen DMF-T-

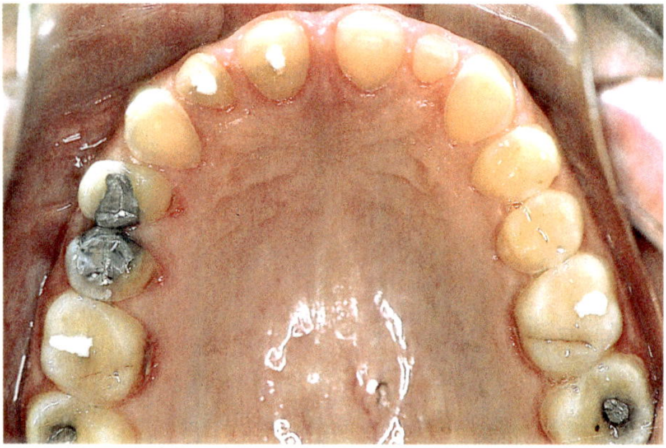

Abb. 32 31jährige Patientin mit bulimischer Anorexia nervosa. Als Folge langjährigen Erbrechens weitreichende Erosionen an allen Zähnen, Karies jedoch nur zervikal an den Palatinalflächen der Seitenzähne.

Werte auch bestätigt wird (Abb. 30). Die sehr hohen DMF-T-Werte der Patienten mit bulimischer Anorexia nervosa und Bulimia nervosa stehen dagegen im Einklang mit dem beschriebenen hohen Kariesrisiko dieser Patienten. Da der DMF-T-Index jedoch nur den momentanen Gebißzustand wiederspiegelt und keinen Rückschluß darauf zuläßt, wie es zu den Füllungen, Überkronungen und Extraktionen gekommen ist, muß noch ein anderer Aspekt in die Überlegungen miteinbezogen werden. Es erscheint nämlich durchaus denkbar, daß ein großer Teil der Füllungen bei den Patienten mit *bulimischer Magersucht* und *Bulimia nervosa* als Folge von *Erosionen* notwendig wurde und nicht kariös bedingt war. Hierfür spricht, daß offene kariöse Läsionen bei diesen Patienten nur selten zu beobachten sind und bevorzugt zervikal an den Palatinalflächen der Oberkieferseitenzähne auftreten, wogegen die von starkem Substanzverlust betroffenen erodierten Flächen fast immer kariesfrei sind (Abb. 32).
Eine von HELLSTRÖM [63] und BRADY [16] vermutete statistisch signifikante negative Korrelation zwischen Erosionsgrad und Anzahl kariöser Läsionen ließ sich jedoch nicht nachweisen [156].

Erosionen

Häufigkeit und Lokalisation

Über Erosionen, d.h. über Säureschäden an den Zähnen von Patienten mit abnormem Eßverhalten und chronischem Erbrechen wurde in der zahnärztlichen Literatur [49, 70, 166] bereits berichtet, als das Krankheitsbild der Anorexia nervosa nur wenigen bekannt und die Bulimia nervosa als eigenständiges Krankheitsbild noch nicht definiert war. Dementsprechend ist in den genannten Veröffentlichungen auch nicht ausdrücklich die Rede von Patienten mit Magersucht oder Bulimie, obwohl nach heutiger Kenntnis der Symptome kein Zweifel daran bestehen kann, daß es sich um solche Patienten handelte.
Ab 1980 findet man in der zahnärztlichen Literatur dann zahlreiche Einzelfallschilderungen [8, 16, 35, 59, 82, 125, 192], in denen irreversible Zahnschäden durch Erosion bei Patienten mit An-

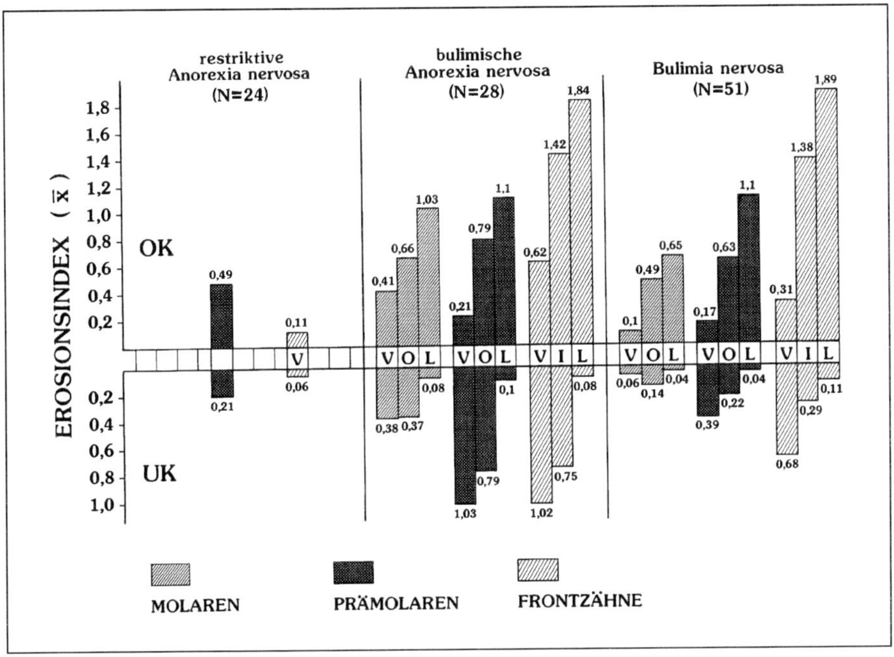

Abb. 33 Mittelwerte des Erosionsindex an den Vestibular- (V), Okklusal- (O) bzw. Inzisal- (I) und Lingualflächen (L) der Molaren, Prämolaren und Frontzähne von Patienten mit Anorexia nervosa und Bulimia nervosa [158].

orexia oder Bulimia nervosa beschrieben werden.

Untersuchungen an größeren Kollektiven eßgestörter Patienten [63, 85, 126, 145, 155, 156, 188, 189] lassen vermuten, daß etwa 20% der Patienten mit *restriktiver Magersucht* und über 90% der Patienten mit *bulimischer Magersucht* und *Bulimia nervosa* von Erosionen an ihren Zähnen betroffen sind, wobei hinsichtlich Lokalisation und Schweregrad der Erosionen deutliche Unterschiede zwischen den verschiedenen Gruppen eßgestörter Patienten bestehen (Abb. 33) [63, 85, 126, 156, 158]. Bei den Patienten mit *restriktiver Anorexia nervosa* beschränken sich die Erosionen ausschließlich auf die Vestibularflächen der oberen und unteren Prämolaren (Abb. 33 und 34) [63, 156, 158]. Demgegenüber sind bei den Patienten *mit bulimischer Anorexia nervosa* ebenso wie bei den Patienten mit *Bulimia nervosa* vorwiegend die Palatinalflächen der Oberkieferzähne, und hier v.a. die Frontzähne, von Erosionen betroffen (Abb. 33 und 35) [63, 85, 126, 156, 158].

Nur diejenigen Bulimie-Patienten, die täglich größere Mengen säurehaltiger Nahrungsmittel (insbesondere Diät-Cola-Getränke) zu sich nehmen, weisen

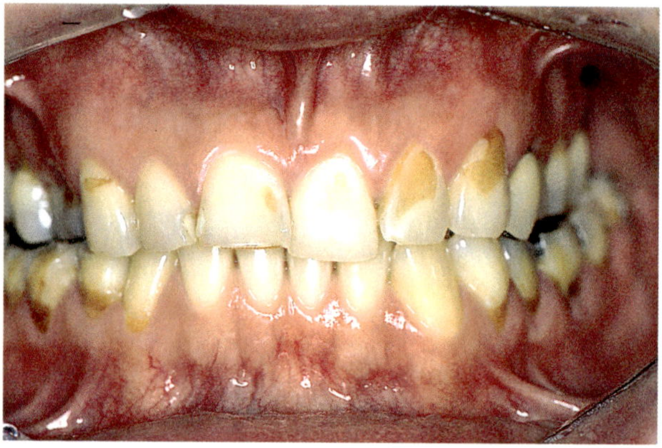

Abb. 34 Erosionen an den Vestibularflächen der oberen Frontzähne und der oberen Prämolaren bei 21jähriger Patientin mit restriktiver Anorexia nervosa.

a)

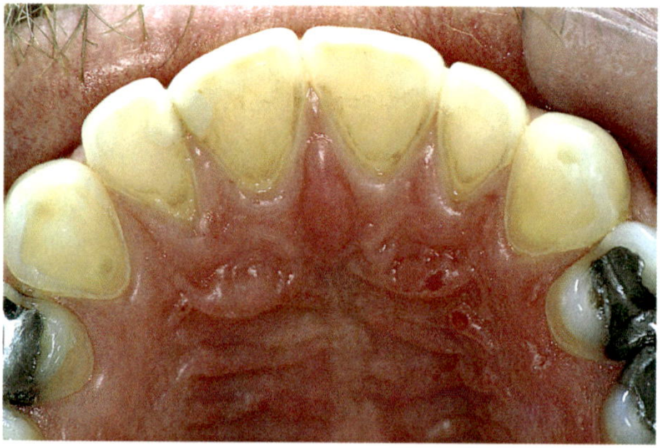

a)

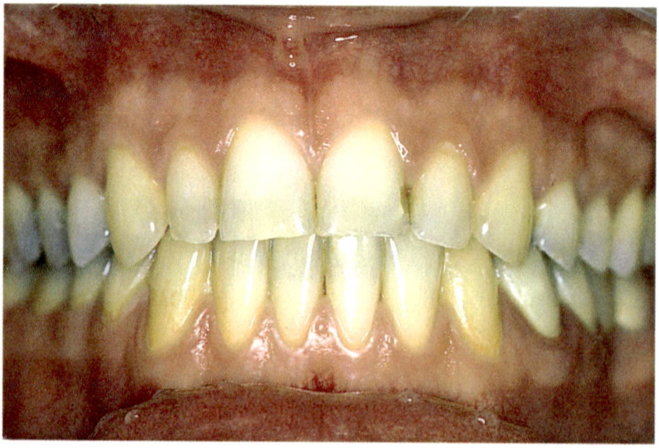

Abb. 35a-b Auf die Palatinalflächen der Oberkieferzähne beschränkte Erosionen bei 23jährigem Patienten mit bulimischer Anorexia nervosa und geringem diätetischen Säurekonsum.

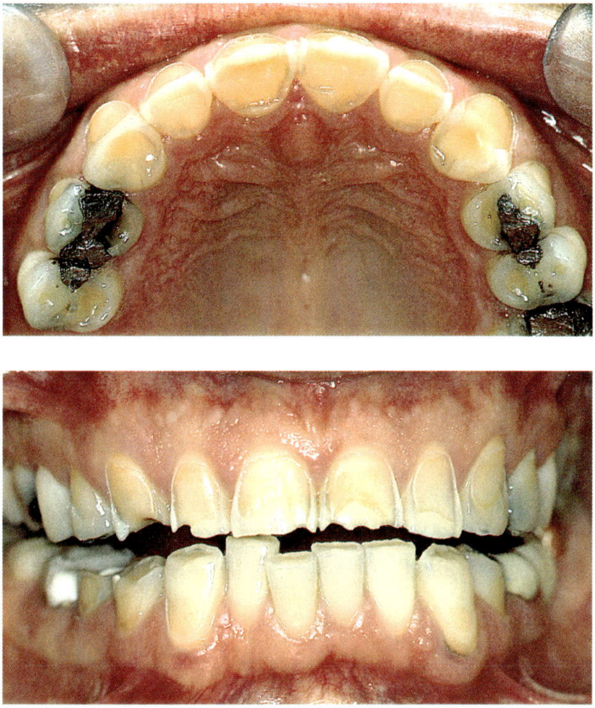

Abb. 36a–b Palatinale (a) und vestibuläre (b) Erosionen bei 28jährigem Patienten mit bulimischer Anorexia nervosa und hohem diätetischen Säurekonsum.

zusätzlich zu den palatinalen Erosionen auch an den vestibulären Zahnflächen Erosionen auf, die nicht mit den palatinalen Erosionsflächen in Verbindung stehen (Abb. 36) und deren Lokalisation derjenigen bei den Patienten mit restriktiver Anorexia nervosa entspricht (Abb. 34) [156, 158].

Erosionsursachen

Die Lokalisation der Erosionen innerhalb des Gebisses hängt davon ab, aus welcher Richtung die verursachende Säure auf die Zähne eingewirkt hat, und gibt damit einen unmittelbaren Hinweis auf die Erosionsursache. Ursache der *vestibulären Erosionen*, die in allen drei Gruppen eßgestörter Patienten zu beobachten sind, ist der häufige Konsum saurer Nahrungsmittel und Getränke, über den alle betroffenen Patienten berichten. So ernähren sich die Patienten mit restriktiver Anorexia nervosa, deren Zähne Erosionen aufweisen, hauptsächlich von Äpfeln, Joghurt und Fruchtsäften [63, 156]. Bei Patienten mit bulimischer Anorexia nervosa und mit Bulimia nervosa, die von Erosionen an den Vestibularflächen ihrer Zähne betroffen sind, ist darüber hinaus häufig ein hoher Konsum säurehaltiger Diätlimonaden feststellbar [156].

Andere Ursachen für vestibuläre Erosionen, wie eine berufliche Säureexposition

(z. B. Einatmen von Säuredämpfen oder Pipettieren säurehaltiger Lösungen) [14, 18, 101] oder die regelmäßige Einnahme säurehaltiger Medikamente, die längere Zeit im Mund verbleiben [52, 81, 136, 148], konnten bei den eßgestörten Patienten in allen bisherigen Untersuchung ausgeschlossen werden [63, 85, 156].

Die *palatinalen Erosionen* an den Oberkieferzähnen der Patienten mit bulimischer Anorexia nervosa und mit Bulimia nervosa werden durch das häufige Erbrechen dieser Patienten und die damit verbundene Einwirkung von Magensäure auf die Zähne verursacht. Erosionen dieser Lokalisation sind typisch für Erkrankungen, die mit chronischem Erbrechen, Regurgitation oder Reflux von Magensäure verbunden sind [6, 34, 72, 80, 91].

Morphologie

Differentialdiagnostische Abgrenzung

Morphologisch unterscheiden sich die durch Magensäure verursachten Erosionen an den Palatinalflächen der Zähne von Patienten mit bulimischer Anorexia nervosa oder mit Bulimia nervosa (Abb. 35) prinzipiell nicht von den durch diätetische Säuren hervorgerufenen Erosionen an den vestibulären Zahnflächen von Patienten mit restriktiver Anorexia nervosa (Abb. 34). Unabhängig von ihrer Ursache weisen alle Erosionen eine charakteristische Form auf, durch die sie sich leicht von anderen Zahnhartsubstanzdefekten unterscheiden lassen [68, 159]. Im Anfangsstadium der Erosion ist nur der Zahnschmelz betroffen. Im Vergleich zu einer normalen

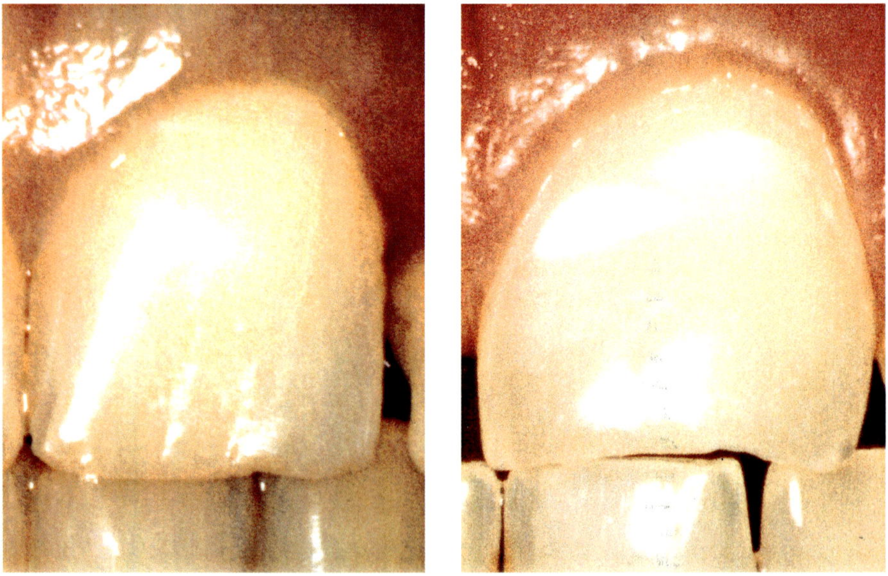

a) *b)*

Abb. 37a–b Im Vergleich zum normalen Schmelz (a) erscheint die erodierte Schmelzoberfläche (b) strukturlos und mattglänzend.

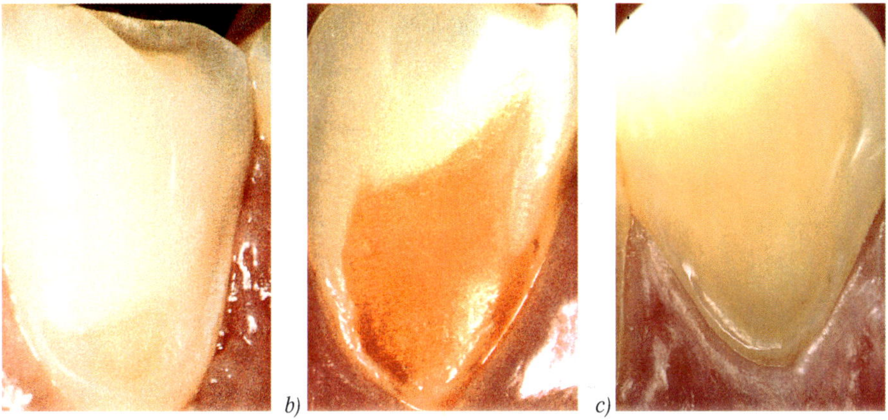

a) b) c)

Abb. 38 a-c Fortschreitende Schweregrade bei Schmelz-Dentin-Erosionen.

Schmelzoberfläche erscheint der erodierte Schmelz strukturlos und mattglänzend (Abb. 37).
Schreitet die Erosion weiter fort, wird schließlich das unter dem Schmelz liegende Dentin entblößt. Die Freilegung des Dentins beginnt in der Regel am Zahnhals und kann sich bis auf die gesamte Zahnoberfläche ausdehnen (Abb. 38a-c).
Im Gegensatz zur kariösen Läsion und anderen Zahnhalsdefekten bleibt bei den säurebedingten Schmelz-Dentin-Defekten jedoch stets eine schmale Zone noch intakten Schmelzes entlang dem Gingivalsaum erhalten, da die am Zahnfleischrand vorhandene Plaque und die Benetzung mit Sulkusflüssigkeit den Schmelz in diesem Bereich vor einer direkten Säureeinwirkung schützen [68, 159]. Der Übergang zwischen der Schmelzrandzone und dem freigelegten Dentin kann sowohl glatt als auch wulstartig sein. Befinden sich Füllungen im Bereich der erodierten palatinalen oder okklusalen Zahnflächen, ragen die Füllungsränder mehr oder weniger scharfkantig über die umgebende Zahnsubstanz hinaus (Abb. 39).
Durch diese besondere Morphologie lassen sich die durch Magensäure verursachten Schmelz-Dentin-Defekte an den Palatinalflächen der oberen Frontzähne bei Patienten mit einer bulimischen Eßstörung leicht von *Abrasions-* bzw. *Attritionsfacetten* bei anderen Patienten unterscheiden (Abb. 40).
An den erodierten Zahnflächen fehlen scharf begrenzte Schliff-Facetten, die mit korrespondierenden Flächen der Gegenkieferzähne zur Deckung gebracht werden können (Abb. 41).

Aktiv-progrediente und ruhend-latente Erosionen

Die Farbe des freiliegenden Dentins an den palatinalen Erosionsdefekten läßt Rückschlüsse darauf zu, ob es sich um eine aktiv-progrediente oder um eine ruhend-latente Erosion handelt, der Patient zum Zeitpunkt der Untersuchung also noch an einer bulimischen Eß-

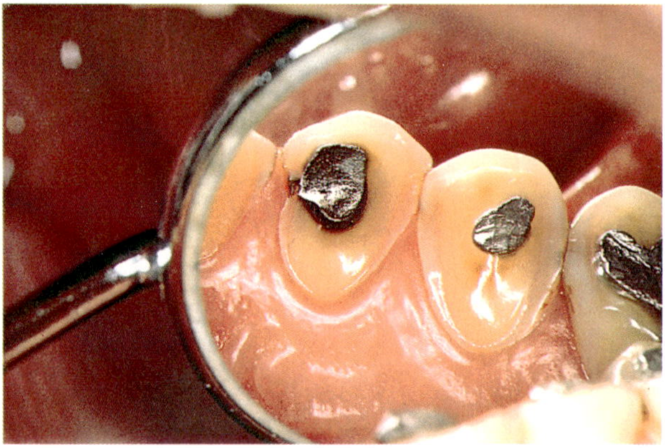

Abb. 39 Vorstehende Füllungsränder und wulstartiger Übergang zwischen Schmelzrandzone und freiliegendem Dentin an den durch Magensäure geschädigten Palatinal- und Okklusalflächen oberer Seitenzähne bei Patientin mit Bulimia nervosa.

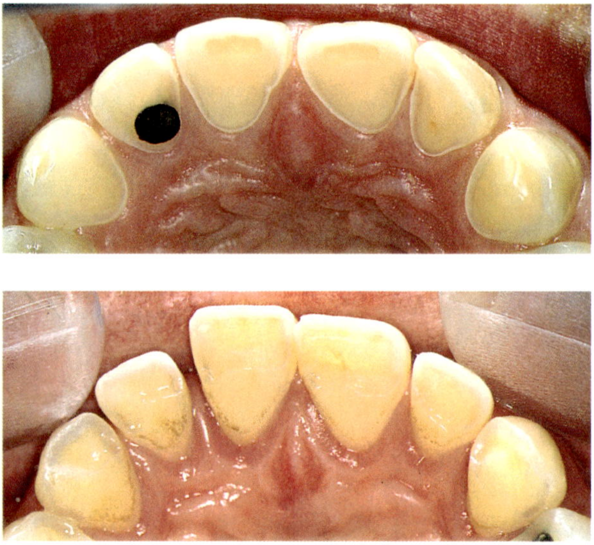

a)

b)

Abb. 40a-b Differentialdiagnostische Abgrenzung von Erosions- (a) und Attritionsdefekten (b) an den Palatinalflächen oberer Frontzähne.

störung mit Erbrechen leidet oder nicht. Im Gegensatz zu den Dentinoberflächen aktiv-progredienter Erosionen, die keinerlei Verfärbung aufweisen, sind die Dentinoberflächen der ruhend-latenten Erosionen nämlich ausnahmslos durch Farbstoffauflagerungen mehr oder weniger stark verfärbt (Abb. 42) [158].

Auch *mikromorphologisch* lassen sich deutliche Unterschiede zwischen den aktiv-progredienten und den ruhend-latenten Erosionen an den Zähnen der eßgestörten Patienten nachweisen (Abb. 43a und b). Die Schmelz- und Dentinoberflächen der aktiven Erosionen zeigen ein typisches Ätzmuster mit hervor-

a)
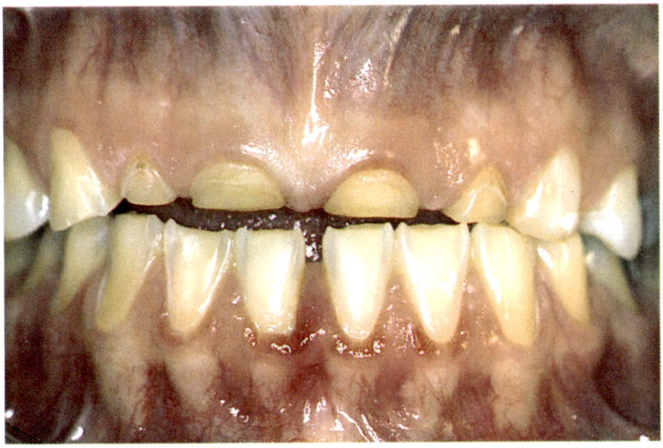

b)
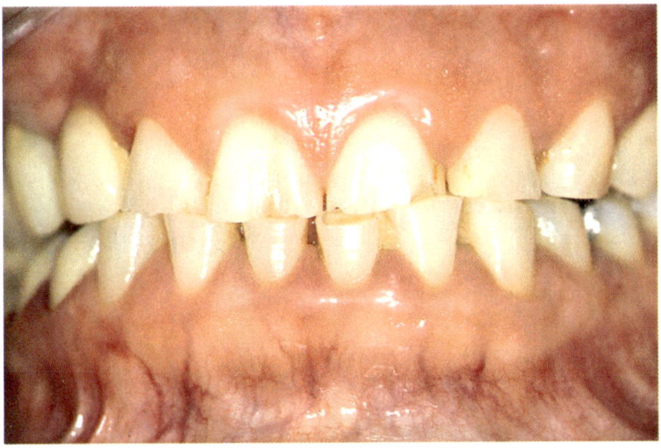

Abb. 41a-b Substanzverlust an den Schneidekanten der Oberkieferfrontzähne durch Erosion (a) und Attrition/Abrasion (b).

tretenden Prismenscheiden und eröffneten Dentinkanälchen (Abb. 43). Dabei ist das Säureätzmuster am Schmelz in Abhängigkeit von der Häufigkeit des Erbrechens unterschiedlich stark ausgeprägt (Abb. 44a-c) [156].
Bei Patienten, die nicht täglich erbrechen, ist das durch die Säureeinwirkung entstandene Ätzmuster durch Remineralisation und Abrieb bereits teilweise wieder eingeebnet, und die Oberfläche ist von tiefen Kratzern durchzogen (Abb. 44b, c). Die Schmelz- und Dentinoberflächen der ruhend-latenten Erosionen bei Patienten, die bereits seit einigen Wochen nicht mehr erbrochen haben, sind fast vollkommen glatt und weisen nur wenige Abrasionsspuren auf (Abb. 43b).

Schweregrad der Erosion in Abhängigkeit von der Krankheitsdauer

Zwischen dem Schweregrad der durch chronisches Erbrechen entstandenen Erosionen an den Zähnen der Patienten

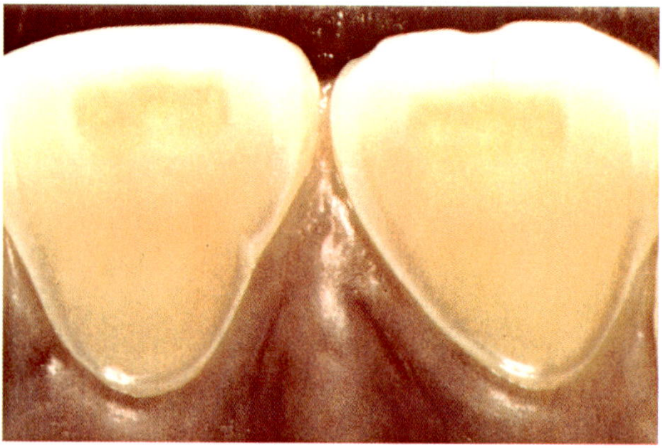

a)

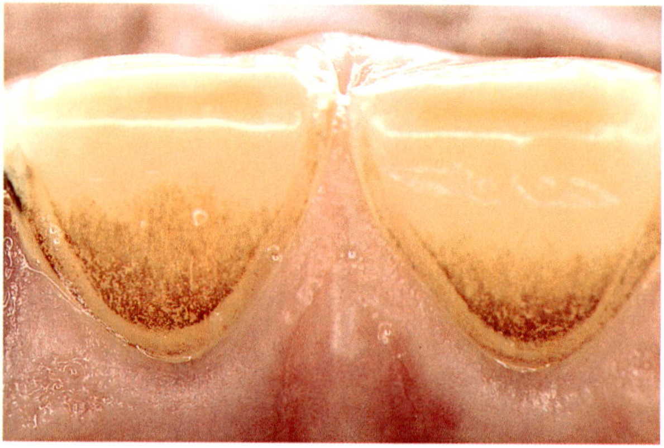

a)

Abb. 42a-b Aktiv-progrediente Schmelz-Dentin-Erosionen (a) lassen sich von ruhend-latenten Schmelz-Dentin-Erosionen (b) durch die fehlende Farbstoffauflagerung eindeutig abgrenzen.

mit bulimischer Anorexia nervosa und mit Bulimia nervosa und der Dauer der Eßstörung besteht ein statistisch signifikanter Zusammenhang (Abb. 45) [155, 158], wobei die Patienten mit bulimischer Anorexia nervosa bei gleicher Krankheitsdauer durchschnittlich stärkere Erosionen aufweisen als die Patienten mit Bulimia nervosa (kenntlich an der unterschiedlichen Steigung der Regressionsgeraden in Abbildung 45).

Dies läßt sich darauf zurückführen, daß die Patienten mit bulimischer Anorexia nervosa in der Regel nach nur geringfügiger Nahrungsaufnahme erbrechen, so daß die Magensäure in konzentrierterer Form auf die Zähne einwirken kann als bei den Bulimia-nervosa-Patienten, bei denen dem Erbrechen häufig ein Eßanfall vorausgeht.

Entsprechend der Krankheitsdauer lassen sich bei den Patienten mit bulimischer Anorexia nervosa und Bulimia nervosa klinisch verschiedene Erosionsstadien unterscheiden: Besteht die Bulimia nervosa oder bulimische Anorexia

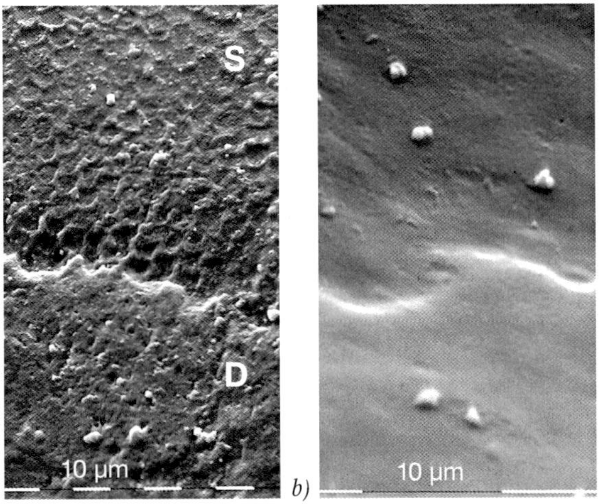

a) b)

Abb. 43a-b Rasterelektronenmikroskopisches Bild der Schmelz (S)-Dentin (D)-Grenze einer aktiv-progredienten (a) und einer ruhend-latenten Erosion (b).

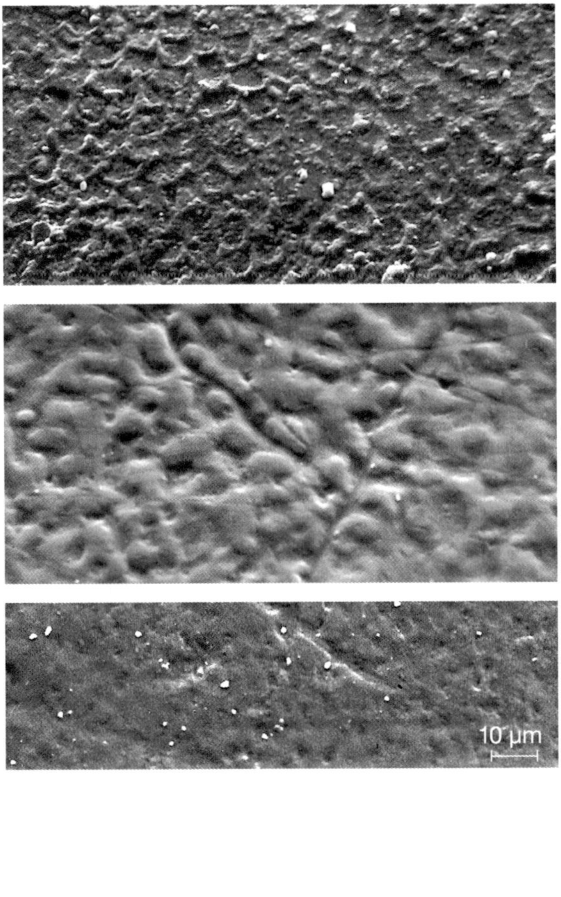

a) b) c)

Abb. 44a-c Unterschiedliche Ausprägung des Säureätzmusters am Schmelz bei Patienten mit einer bulimischen Eßstörung, die täglich (a) oder nur 3-4mal wöchentlich erbrechen (b, c).

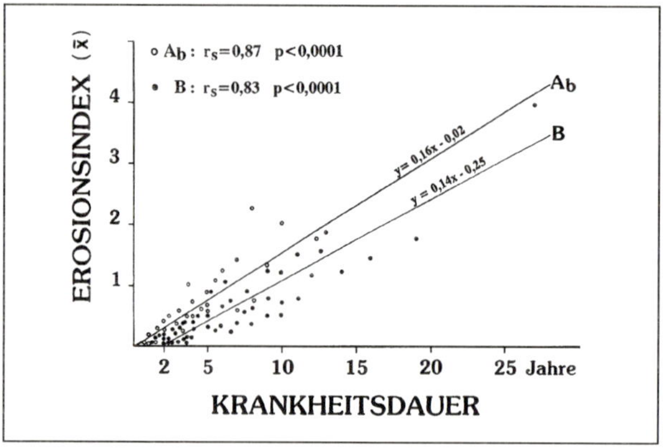

Abb. 45 Schweregrad der Erosion (mittlerer Erosionsindex) bei Patienten mit bulimischer Anorexia nervosa (A_b) und Bulimia nervosa (B) in Abhängigkeit von der Krankheitsdauer [158].

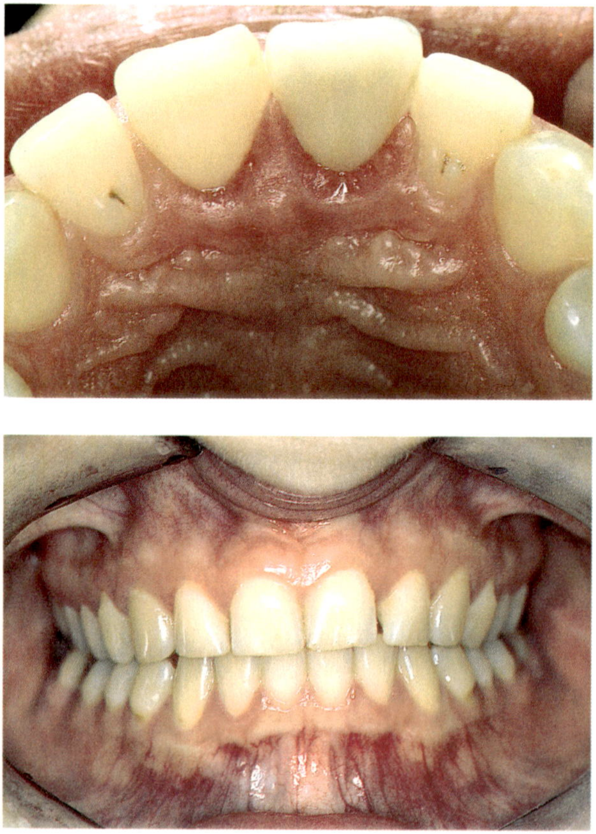

a)

b)

Abb. 46a–b Palatinale Schmelzerosionen bei 21jähriger Patientin, die seit 1-2 Jahren an Bulimia nervosa erkrankt ist (a). In der Frontalansicht sind keine Veränderungen erkennbar (b).

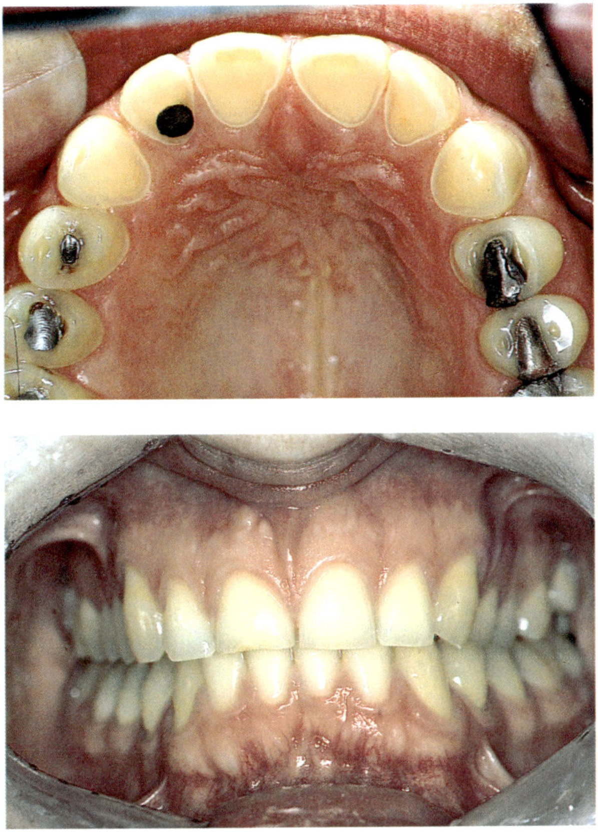

Abb. 47a-b Großflächige Schmelz-Dentin-Erosionen an den Palatinalflächen der oberen Frontzähne bei 26jährigem Patienten, der seit 4 Jahren an Bulimia nervosa erkrankt ist (a). Trotz starken palatinalen Substanzverlustes Kontakt zwischen oberen und unteren Schneidezähnen in Schlußbißposition (b).

nervosa erst seit 1-2 Jahren, beschränken sich die Erosionen in der Regel auf den palatinalen Schmelzbereich der oberen Frontzähne (Abb. 46).
Bei einer Krankheitsdauer von 3-4 Jahren sind an den Palatinalflächen der oberen Frontzähne bereits großflächige Schmelz-Dentin-Defekte entstanden (Abb. 47a). In der Frontalansicht zeigt sich zu diesem Zeitpunkt jedoch noch keine Veränderung (Abb. 47b). Die sagittale Frontzahnstufe ist nicht vergrößert, da der allmählich eingetretene Substanzverlust an den oberen Frontzähnen durch Kippung und Elongation der unteren Schneidezähne ausgeglichen worden ist.
Besteht das chronische Erbrechen 5 Jahre oder noch länger, sind auch die Schneidekanten und Labialflächen der oberen Frontzähne von dem Substanzverlust betroffen (Abb. 48). Die Palatinalflächen der oberen Prämolaren und Molaren zeigen zu diesem Zeitpunkt ebenfalls Erosionen, was häufig zu einer geringgradigen Bißsenkung führt.

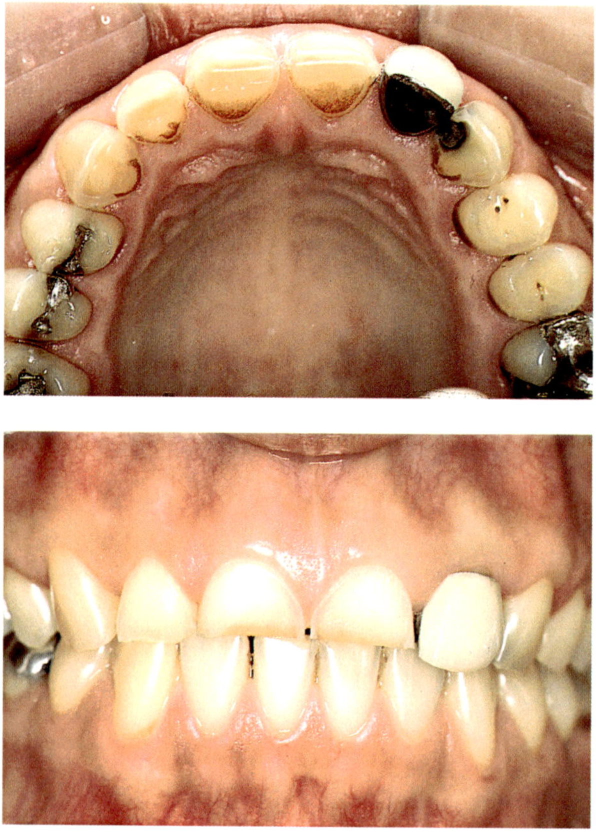

a) b)

Abb. 48a–b Ausgedehnte Schmelz-Dentin-Erosionen an den Palatinal- und Okklusalflächen der Oberkieferzähne bei 25jähriger Patientin, die seit 5 Jahren an Bulimia nervosa erkrankt ist (a). Auch die Schneidekanten und Labialflächen der oberen Frontzähne sind durch die ausgedehnten Erosionen bereits in Mitleidenschaft gezogen (b).

Schließlich sind die oberen Frontzähne mehr oder weniger vollständig vom Schmelz entblößt und bis auf Höhe der Interdentalpapille erodiert (Abb. 49), und auch an den Okklusalflächen der Seitenzähne ist es zu einem deutlichen Substanzverlust gekommen (Abb. 50).

Einfluß der Mundhygiene auf die Progredienz der Erosion

Die Ausprägung der durch chronisches Erbrechen entstandenen Erosionen an den Palatinalflächen der Zähne von Patienten mit einer bulimischen Eßstörung ist nicht nur von der Krankheitsdauer abhängig, sondern wird auch durch das Mundhygieneverhalten der Patienten nach dem Erbrechen merkbar beeinflußt [158]. So weisen von den an Bulimia nervosa erkrankten Patienten bei jeweils gleicher Krankheitsdauer diejenigen Patienten, die regelmäßig nach dem Erbrechen die Zähne putzen, signifikant stärkere Erosionen auf als diejenigen, die nach dem Erbrechen nur den Mund ausspülen oder gar keine Mundhygiene betreiben (Abb. 51).

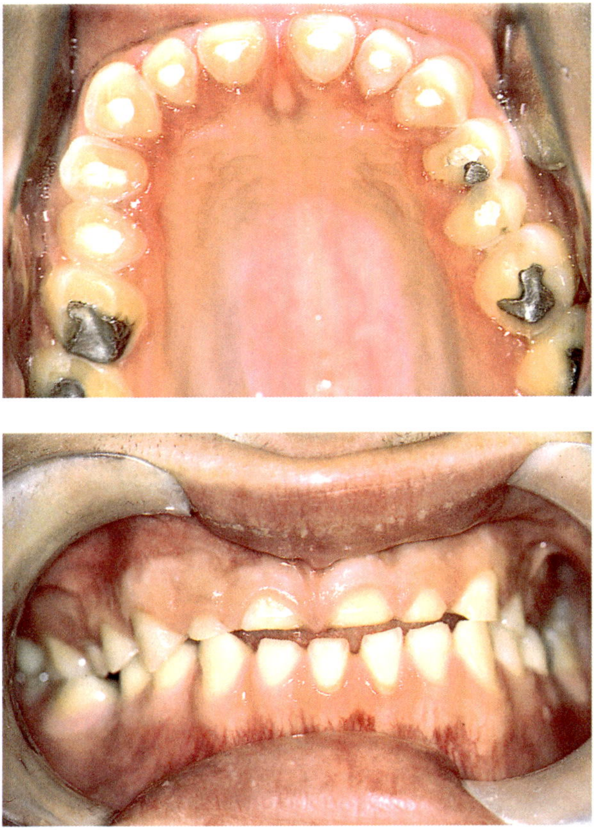

Abb. 49a–b 21jähriger Patient, der seit 6 Jahren an bulimischer Anorexia nervosa erkrankt ist. Die oberen Schneidezähne sind bereits vollständig vom Schmelz entblößt (a), deutliche Bißsenkung durch Erosion an den Okklusalflächen der Seitenzähne (b).

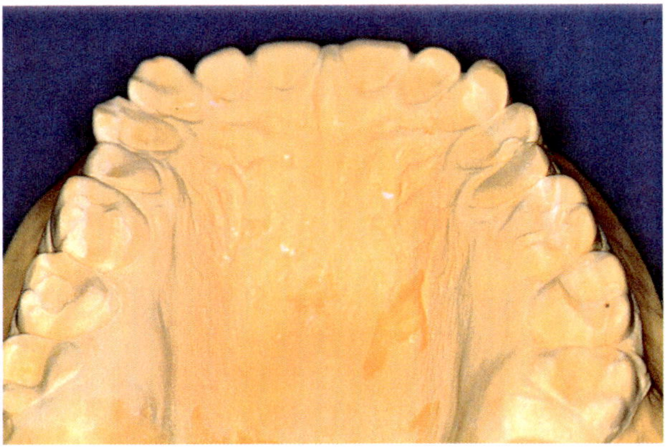

Abb. 50 Oberkiefermodell des Patienten aus Abb. 49. Typisch für die durch chronisches Erbrechen bedingten Erosionen ist ihre Lokalisation an den Palatinalflächen, von wo aus sie auf die Okklusalflächen übergreifen.

Es mag zunächst überraschen, daß gerade in den Fällen, in denen die Magensäure durch Bürsten mit in der Regel alkalischer Zahnpasta rasch wieder von der Zahnoberfläche entfernt wurde, besonders starke Erosionen auftreten. Diese Beobachtung steht jedoch im Einklang mit den Untersuchungen von SCHWEITZER-HIRT et al. [159], die nachgewiesen haben, daß bereits durch den alleinigen Gebrauch der Zahnbürste, ohne Verwendung von Zahnpasta, eine durch vorangegangene Säureexposition erweichte Schmelzschicht oberflächlich abgetragen werden kann. Verwendet man zusätzlich noch Zahnpasta, wird der erweichte Schmelz sogar bis zu einer Tiefe von 2–4 µm entfernt [159]. Bei den Patienten, die nach dem Erbrechen keine Mundhygiene betreiben, wird der erweichte Schmelz dagegen durch den Zutritt des alkalischen und Kalziumphosphat enthaltenden Reizspeichels wahrscheinlich zumindest teilweise „remineralisiert“, so daß die Erosionen weniger rasch fortschreiten.

Hieraus ergibt sich für Patienten mit bulimischer Anorexia nervosa und mit Bulimia nervosa die Empfehlung, nach dem Erbrechen auf gar keinen Fall die Zähne zu bürsten, sondern den Mund mit einer niedrig dosierten Fluoridlösung (0,05%ig) auszuspülen. Diese Lösungen ermöglichen eine bessere Remineralisation des erodierten Zahnschmelzes als hochdosierte Fluoridlacke oder -lösungen mit niedrigem pH-Wert [186]. Auch das Spülen mit einer Lösung aus 1/2 Teelöffel Backpulver oder Natriumbikarbonat in 1/4 Glas

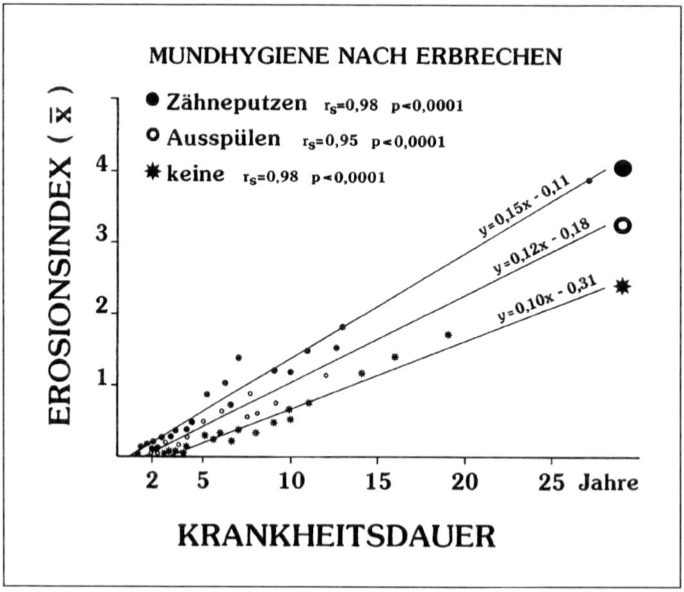

Abb. 51 Schweregrad der Erosion (mittlerer Erosionsindex) bei 51 Patienten mit Bulimia nervosa in Abhängigkeit von den Mundhygienegewohnheiten nach dem Erbrechen [158].

Wasser kann die Wiedererhärtung des erweichten Zahnschmelzes beschleunigen [159].

Dysfunktionssymptome

Vergleicht man die Prävalenz temporomandibulärer Dysfunktionssymptome bei Patienten mit Anorexia nervosa und Bulimia nervosa mit derjenigen in annähernd gleichaltrigen Normalpopulationen [62, 163], fällt auf, daß die eßgestörten Patienten sowohl anamnestisch als auch klinisch sehr viel seltener Symptome einer funktionellen Störung aufweisen. Von 103 untersuchten eßgestörten Patienten berichteten nur 25% (6/24) der Patienten mit restriktiver Anorexia nervosa, 36% (10/28) der Patienten mit bulimischer Anorexia nervosa und 33% (17/51) der Bulimia-nervosa-Patienten über Symptome, die nach HELKIMO [61] auf eine leichte mandibuläre Dysfunktion hindeuteten (Abb. 52) [156].

Als häufigstes Symptom wurde von den Patienten Kiefergelenkknacken beschrieben. Über schwerwiegendere Dysfunktionssymptome, wie Schmerzen im Gelenk oder an den Kaumuskeln, Kieferklemme o.ä., klagte keiner der eßgestörten Patienten.

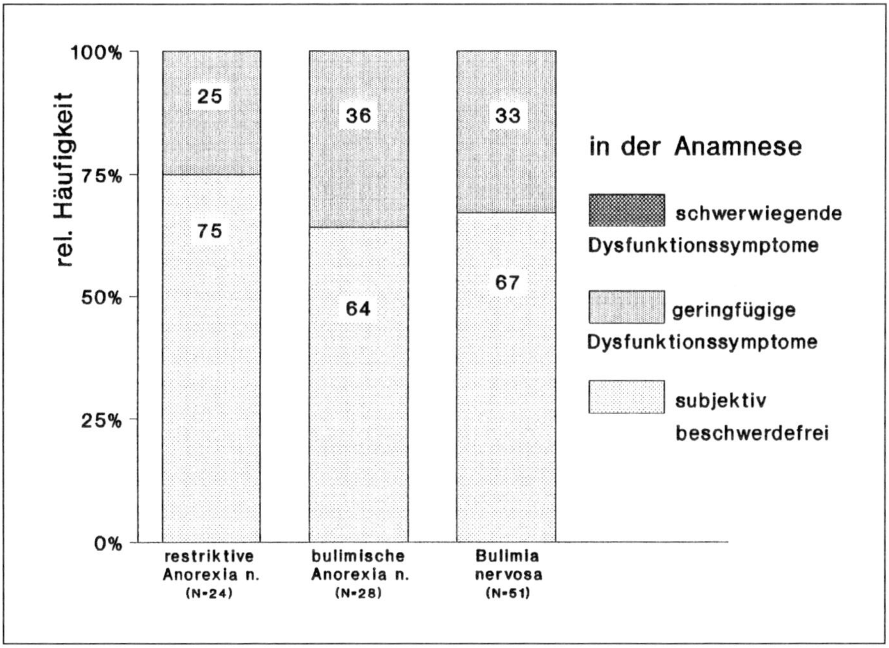

Abb. 52 Häufigkeit und Schweregrad temporo-mandibulärer Dysfunktionssymptome in der Anamnese von 103 eßgestörten Patienten [156] (Bewertung nach dem anamnestischen Dysfunktionsindex nach HELKIMO *[61]).*

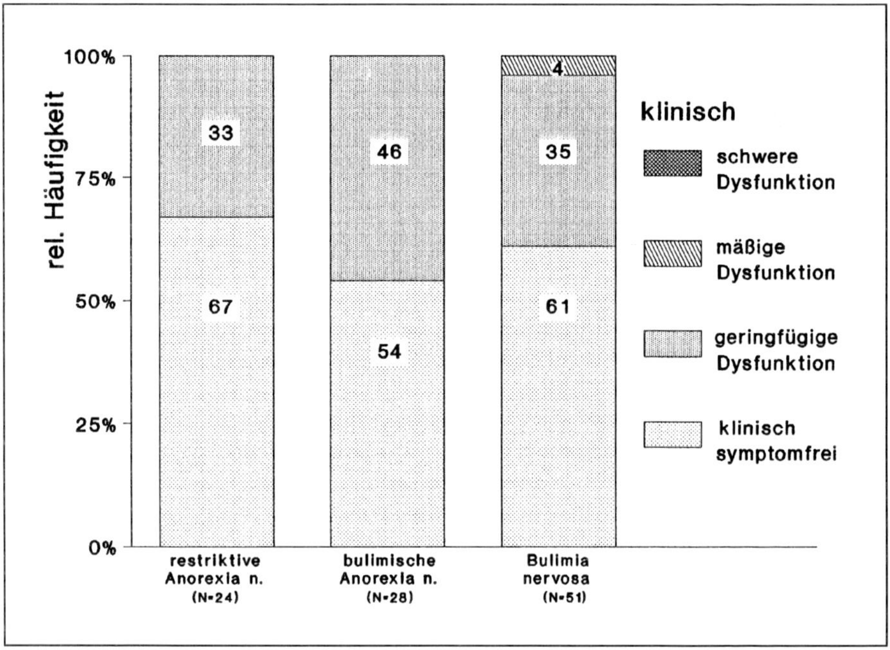

Abb. 53 Häufigkeit und Schweregrad klinischer Dysfunktionsbefunde bei 103 eßgestörten Patienten [156] (Bewertung nach dem klinischen Dysfunktionsindex nach HELKIMO *[61]).*

Klinisch ließen sich bei 33% (8/24) der Patienten mit restriktiver Anorexia nervosa, bei 46% (13/28) der Patienten mit bulimischer Anorexia nervosa und bei 39% (20/51) der Patienten mit Bulimia nervosa Dysfunktionssymptome (Bewertung nach dem klinischen Dysfunktionsindex von HELKIMO [61]) feststellen (Abb. 53), wobei es sich bis auf zwei Fälle ausschließlich um leichte Beschwerden handelte [156].
Bei einer Untersuchung an 739 Studenten im Alter zwischen 20 und 40 Jahren fanden SOLBERG et al. [163] dagegen in 76% der Fälle klinische Dysfunktionssymptome.

Die geringe Prävalenz mandibulärer Dysfunktionssymptome bei den Patienten mit Anorexia nervosa und Bulimia nervosa ist erstaunlich, wenn man bedenkt, daß gerade bei diesen psychosomatischen Erkrankungen häufig psychoemotionale Belastungen und Streßsituationen auftreten, die heute allgemein als eine der Hauptursachen bei der Entstehung kranio-mandibulärer Dysfunktionssymptome gewertet werden, da sie über psychomotorische Reaktionen und eine Hyperaktivität der Kaumuskulatur okklusale Parafunktionen (Bruxismus) bewirken und damit letztendlich zur Entstehung einer Myopathie bzw. Myoarthropathie führen können

[47, 48, 79, 108]. Dementsprechend vermuteten auch SCHAAF und HOOK [152], daß Patienten mit Bulimia nervosa verstärkt zu Bruxismus neigten und entsprechend häufig bei diesen Patienten Myoarthropathien aufträten. Dieser Vermutung widersprechen allerdings die Beobachtungen von ROBERTS und LI [145], die nur bei 3 von 30 untersuchten Bulimia-nervosa-Patienten einen Hinweis auf Bruxismus fanden. Auch wir konnten ausgeprägte Bruxofacetten nur bei 2 von 24 untersuchten Patienten mit restriktiver Magersucht, jedoch bei keinem Patienten mit bulimischer Magersucht (n = 28) oder Bulimia nervosa (n = 51) feststellen [156]. Dies bedeutet allerdings nicht zwangsläufig, daß Patienten mit bulimischer Anorexia nervosa und mit Bulimia nervosa nicht bruxieren. Vielmehr kann man vermuten, daß das chronische Erbrechen dieser Patienten auch an den Okklusalflächen der Zähne durch Erosion eine oberflächliche Härteabnahme der Zahnsubstanz bewirkt, so daß der Substanzverlust beim Bruxieren durch eine Kombination aus Erosion und Attrition zustandekommt und dementsprechend typische Schliff-Facetten fehlen. Diese Hypothese erklärt auch den geringen Prozentsatz von Dysfunktionssymptomen bei diesen Patienten, denn infolge der Erweichung der Zahnsubstanz muß beim Bruxieren weniger Kraft aufgewendet werden, so daß es weniger häufig zu einer Überbeanspruchung der Muskulatur mit der Folge einer Myopathie bzw. Myoarthropathie kommt.

Bedeutung zahnärztlicher Befunde für die Diagnose bzw. Differentialdiagnose bei Anorexia nervosa und Bulimia nervosa

Aufgrund des klinischen Erscheinungsbildes ist die Diagnose der Anorexia nervosa bei den stark untergewichtigen Magersucht-Patienten im allgemeinen relativ leicht zu stellen, wenn die Krankengeschichte und das Verhalten der Patienten mitberücksichtigt werden [116]. Schwierigkeiten, die richtige Diagnose zu stellen, ergeben sich jedoch bei Magersucht-Patienten mit nur wenig ausgeprägtem Gewichtsverlust und bei den normalgewichtigen Bulimia-nervosa-Patienten. Deren Eßstörung bleibt häufig lange unerkannt, weil die medizinischen Symptome unspezifisch sind und die Patienten ihr gestörtes Eßverhalten dem Arzt gegenüber streng geheimhalten. Auch die zahnmedizinischen Befunde, die als Folge der besonderen Ernährungsgewohnheiten und des abnormen Eßverhaltens bei Patienten mit Anorexia nervosa und Bulimia nervosa auftreten, sind nicht pathognomonisch für diese Krankheiten.

Dennoch sind die durch das chronische Erbrechen bedingten Zahnschäden der Patienten mit bulimischer Anorexia nervosa und Bulimia nervosa so charakteristisch, daß sie einen wichtigen Hinweis auf das Vorliegen einer solchen Eßstörung geben und den Zahnarzt in die Lage versetzen, diese Krankheiten frühzeitig zu erkennen.

Weiterhin ermöglichen die zahnärztlichen Befunde auf einfache Weise, zwischen Patienten mit restriktiver und mit bulimischer Anorexia nervosa zu unterscheiden, da nur die Patienten mit bulimischer Magersucht Erosionen an den Palatinalflächen ihrer Oberkieferzähne aufweisen. Bedenkt man in diesem Zusammenhang, daß die Patienten mit bulimischer Anorexia nervosa, stärker noch als die Patienten mit Bulimia nervosa, ihr bulimisches Eßverhalten auch dem Arzt gegenüber zu verheimlichen trachten [10], was in der Regel umfangreiche und langwierige Laboruntersuchungen notwendig macht, um das chronische Erbrechen nachzuweisen [99], kann den zahnmedizinischen Befunden eine Schlüsselstellung bei der Differentialdiagnose von restriktiver und bulimischer Anorexia nervosa zukommen. Darüber hinaus gibt die Morphologie der Schmelz-Dentin-Erosionen, d.h. das Vorhandensein oder Fehlen von Dentinverfärbungen (vgl. S. 69 ff.), einen wichtigen, nämlich objektiven Hinweis, ob das chronische Erbrechen zum Zeitpunkt der Untersuchung noch besteht oder nicht, was sonst nur aus den subjektiven Angaben des Patienten zu erfahren ist.

Zahnärztliche Therapie bei Patienten mit einer bulimischen Eßstörung

P. SCHEUTZEL

Im Gegensatz zu anderen intra- und extraoralen Veränderungen (Speicheldrüsenschwellung, Speichelveränderungen, Cheilosis, Mundschleimhautveränderungen) sind die durch das langjährige Erbrechen bedingten Zahnhartsubstanzschäden bei den Patienten mit bulimischer Anorexia nervosa und mit Bulimia nervosa irreversibel und bedürfen der zahnärztlichen Behandlung. Die konservierende bzw. prothetische Versorgung dieser Zahnschäden darf allerdings nicht als rein technischer Vorgang isoliert betrachtet werden, sondern muß in ein Gesamtbehandlungskonzept eingebettet sein, wobei sich die Zusammenarbeit des Zahnarztes mit dem Psychiater empfiehlt [36, 158, 161]. Der schwierigste und bedeutsamste Schritt auch bei der zahnärztlichen Behandlung von Patienten mit Anorexia nervosa und Bulimia nervosa ist das erste Gespräch mit dem Patienten. Da die Patienten ihr außergewöhnliches Eßverhalten aus Angst vor Enthüllung, aus Scham und Schuldgefühlen in der Regel streng geheimhalten, ist es wichtig, die Patienten nicht mit der Verdachtsdiagnose „Eßstörung" zu überrumpeln, sondern sie durch behutsames, aber gezieltes Befragen und Erklären der Zusammenhänge dazu zu bringen, von sich aus über ihre Eßstörung zu sprechen.

Das erste Gespräch mit dem Patienten

Treten bei einem Patienten an den Palatinalflächen der oberen Front- und Seitenzähne Erosionen auf, sollte der Zahnarzt als Ursache des zugrundeliegenden Erbrechens neben organischen Krankheiten (z.B. Hiatushernie, Ösophagitis, Magenulkus) in jedem Fall auch eine bulimische Eßstörung in Betracht ziehen. Welche Krankheit das Erbrechen im Einzelfall verursacht hat, muß dann im Gespräch mit dem Patienten herausgefunden werden. Eine organische Ursache des chronischen Erbrechens läßt sich im allgemeinen rasch ermitteln, da die Patienten, die an Regurgitation, an Reflux von Magensäure oder an Erbrechen als Folge einer Speiseröhren- oder Magenerkrankung leiden oder gelitten haben, sich deswegen meist auch in ärztlicher Behandlung befinden und über ihre Krankheit informiert sind. Dagegen werden Patienten mit einer bulimischen Eßstörung, die sich bisher noch keinem Arzt offenbart haben, auf die direkte Frage des Zahnarztes, ob sie an Erbrechen leiden, dies in der Regel spontan leugnen. Um den Patienten zu ersparen, später zugeben zu müssen, die Unwahrheit gesagt zu haben, empfiehlt sich deshalb, bereits zu Beginn des Gespräches auf den aus Sicht des Zahnarztes eindeutigen Zusammenhang zwischen Erbrechen und den bei dem Patienten vorhandenen Säureschäden an den Zähnen hinzuweisen. Der Patient sollte auch darüber aufgeklärt werden, daß das Fehlen oder Vorhandensein von Verfärbungen des erodierten Dentins anzeigt, ob das Erbrechen zur Zeit noch besteht oder nicht.

Danach sollte man dem Patienten Zeit geben, darüber nachzudenken, welche Ursachen das Erbrechen bei ihm haben könnte, wobei es nicht schadet, darauf hinzuweisen, daß solche Zahnschäden häufig auch im Zusammenhang mit Eßstörungen beobachtet würden. Die Erfahrung zeigt, daß die eßgestörten Patienten, wenn sie auf einfühlsame und verständnisvolle Weise auf ihre Eßstörung angesprochen werden, den Schreck, „entdeckt" worden zu sein, schnell überwinden und dann erstaunlich offen über ihre Krankheit berichten. Da viele Patienten die Veränderungen an ihren Zähnen schon selbst wahrgenommen haben und deswegen beunruhigt sind, haben die meisten von ihnen zahlreiche Fragen an den Zahnarzt. Fast alle unsere Patienten berichteten, sie selber hätten bereits die Vermutung gehabt, daß ihre Zahnschäden mit der Eßstörung zusammenhingen und auf einen dementsprechenden Hinweis oder eine Frage ihres Zahnarztes gewartet, aber nie den Mut gehabt, direkt danach zu fragen.

Das große Interesse der meisten Anorexia-nervosa- und Bulimia-nervosa-Patienten an der Gesunderhaltung ihrer Zähne, insbesondere die Angst vor ästhetischer Beeinträchtigung (vgl. S. 30 ff.), bietet dem Zahnarzt einen guten Ansatzpunkt, um die Patienten zu motivieren, sich in psychotherapeutische Behandlung zu begeben. Die Patienten müssen unmißverständlich darauf hingewiesen werden, daß beim Fortbestehen ihrer bulimischen Eßstörung ein Fortschreiten des Zahnhartsubstanzverlustes nicht verhindert, sondern allenfalls verlangsamt werden kann, und die endgültige Versorgung bereits vorhandener Defekte erst möglich ist, wenn das Erbrechen aufgehört hat.

Prophylaxe

Um bei Patienten, die noch an einer bulimischen Eßstörung leiden, das Fortschreiten der Erosionen zu verlangsamen, sollten die Patienten nach dem Erbrechen den Mund mit einer 0,05%igen Fluoridlösung ausspülen, da diese niedrig dosierten Fluoridlösungen eine bessere Remineralisation des frisch erodierten Zahnschmelzes bewirken als hochdosierte Fluoridlösungen oder -gelées [186]. Im Einzelfall kann überlegt werden, ob es sinnvoll ist, dem Patienten

eine Fluoridierungsschiene anzufertigen, die mit Fluoridgelée gefüllt, die Zähne während des Erbrechens vor dem Säurezutritt schützt. Erfahrungsgemäß ist dies jedoch nur in den wenigsten Fällen praktikabel.
Auf gar keinen Fall dürfen die Patienten unmittelbar nach dem Erbrechen die Zähne putzen (vgl. S. 76 ff.). Um weiteren Erosionen an den Bukkalflächen der Zähne vorzubeugen, müssen die Patienten auf die schädigende Wirkung des übermäßigen Genusses saurer Nahrungsmittel und Getränke hingewiesen werden. In diesem Zusammenhang kann auch eine Ernährungsberatung durchgeführt werden [71], wobei sich allerdings die Zusammenarbeit mit dem behandelnden Psychiater empfiehlt, da die Umstellung der Ernährungsgewohnheiten ein wesentliches Ziel bei der Behandlung der Patienten mit Anorexia nervosa und mit Bulimia nervosa darstellt [11, 187].

Konservierende und prothetische Versorgung

Wie bereits dargestellt (vgl. S. 71 ff.), ist das Ausmaß der säurebedingten Zahnhartsubstanzschäden von der Krankheitsdauer abhängig. Im Hinblick auf das therapeutische Vorgehen lassen sich drei Befundgruppen unterscheiden:
- reine Schmelzerosionen
- Schmelz-Dentin-Erosionen ohne Bißhöhenverlust
- Schmelz-Dentin-Erosionen mit Bißhöhenverlust.

Bevor im folgenden auf die Einzelheiten der zahnärztlichen Behandlung dieser Zahnschäden eingegangen wird, sei zunächst noch einmal ausdrücklich darauf hingewiesen, daß eine definitive Versorgung mit festsitzendem Zahnersatz erst dann erfolgen darf, wenn der Patient von seiner bulimischen Eßstörung geheilt ist, wobei besonders wichtig ist, daß das regelmäßige Erbrechen aufgehört hat. Wird dies nicht beachtet, kommt es innerhalb kurzer Zeit durch Erosion der Zahnsubstanz am Kronenrand zu einer unterminierenden Karies.
Ist die prothetische Versorgung unaufschiebbar, sollten bei Patienten, die noch an einer bulimischen Eßstörung leiden, zunächst nur provisorische Kronen und Brücken angefertigt werden, die in einem engmaschigen Recall regelmäßig kontrolliert werden müssen.

Schmelzerosionen

Ist bisher nur der Zahnschmelz von einer Erosion betroffen, beschränkt sich die zahnärztliche Therapie in der Regel auf Prophylaxemaßnahmen, wie sie im Kapitel „Prophylaxe" (S. 84 f.) geschildert wurden. Zusätzlich sollte dem Patienten eine Fluoridierungsschiene angefertigt werden (Abb. 54 und 55) [194], die er zweimal wöchentlich für jeweils etwa 15 Minuten trägt.
Eine Versiegelung der Schmelzoberflächen mit einem fließfähigen, niedrig gefüllten Komposit, wie von Schweitzer-Hirt et al. [159] als weitere Prophylaxemethode erwähnt, hat sich bei unseren Patienten nicht bewährt. Zum einen ist es technisch äußerst schwierig, ohne Präparation der Zahnoberfläche einen möglichst nahtlosen Übergang zwischen dem Versiegelungskunststoff und der nicht versiegelten Zahnoberfläche in den Interdentalräumen herzustellen, und zum anderen müssen diese Versiegelungen bereits nach wenigen Wochen

a)
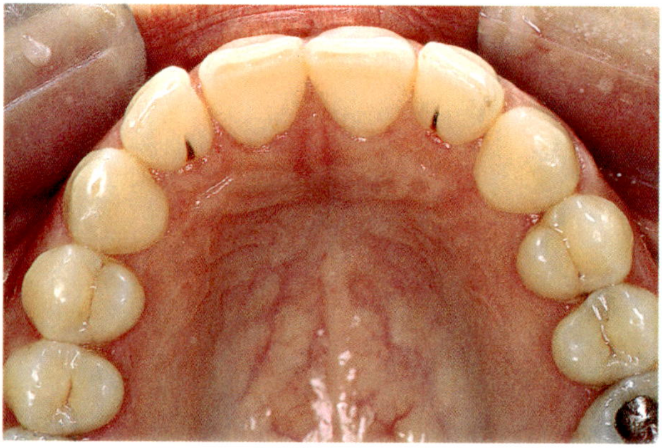

b)
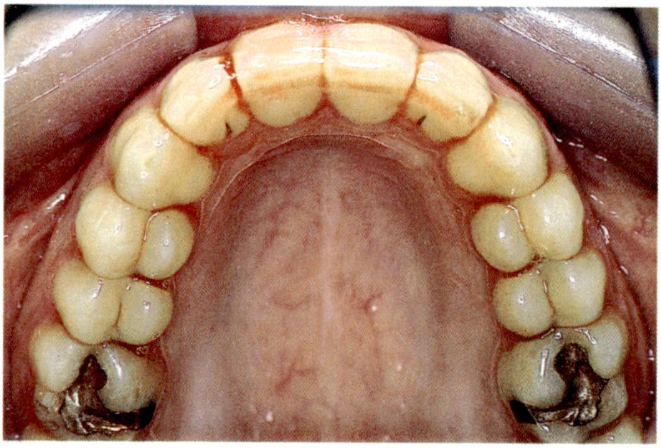

Abb. 54a-b Palatinale Schmelzerosionen bei 21jähriger Patientin mit bulimischer Anorexia nervosa (a). Für die regelmäßige Fluoridierung wurde eine individuelle Kunststoffschiene angefertigt, die mit Fluoridgelée gefüllt, 2mal wöchentlich für etwa 15 Minuten getragen wird (b).

partiell erneuert werden, da sie wegen des geringen Gehaltes an anorganischen Füllstoffen einem starken Abrieb unterliegen.

Schmelz-Dentin-Erosionen ohne Bißhöhenverlust

Bei den Patienten, die länger als zwei Jahre an einer bulimischen Eßstörung leiden, haben die Erosionen an den Palatinalflächen der oberen Frontzähne bereits das Dentin erreicht und führen allmählich zum vollständigen Verlust des palatinalen Schmelzmantels. Da die Schneidekanten und vestibulären Zahnflächen in diesem Stadium jedoch noch weitgehend intakt sind, empfiehlt sich als substanzschonende Therapie die Rekonstruktion der Palatinalflächen mit *Keramikfacetten* [9]. Die Versorgung solcher Defekte mit Pinledges [35] kommt aus ästhetischen Gründen für die meisten Patienten nicht in Frage.

Bevor allerdings die verlorengegangene Substanz an den Palatinalflächen der oberen Frontzähne ersetzt werden kann,

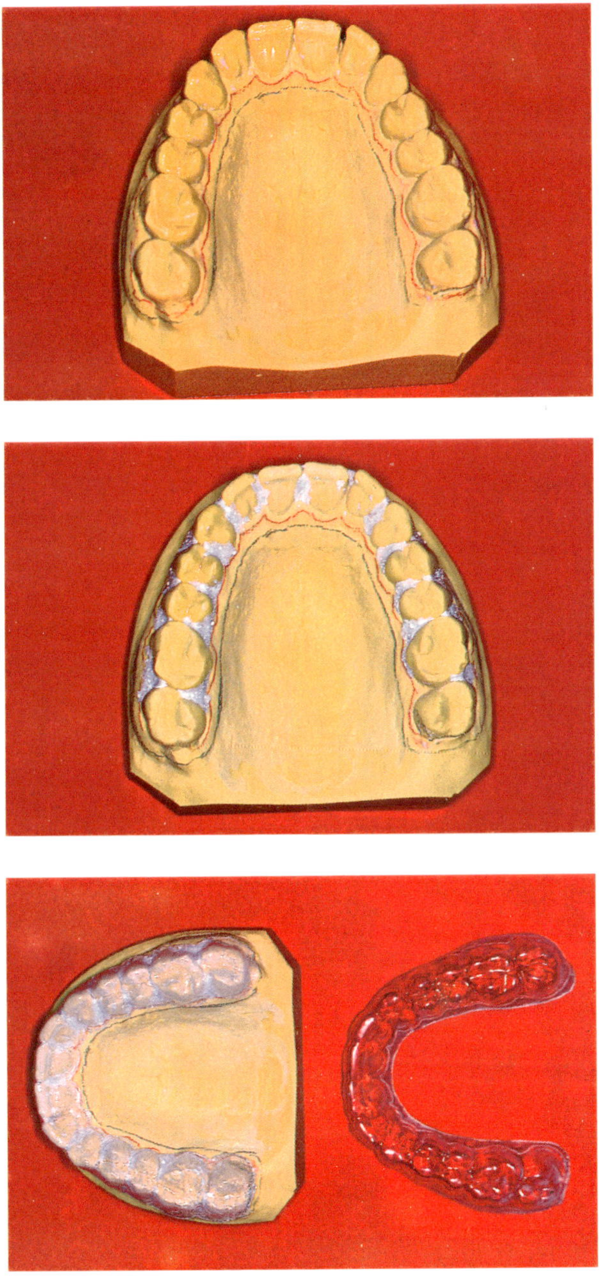

a)

b)

c)

Abb. 55a-c Herstellung einer Fluoridierungsschiene im Tiefziehverfahren.
a) Nach Vermessen im Parallelometer Einzeichnen der Begrenzungslinien für Platzhalterfolie (rote Linie – 1-2 mm unterhalb des Gingivalsaumes) und für Fluoridierungsschiene (schwarze Linie – bis zur mukogingivalen Grenze, sofern kein unterschnittenes Gebiet).
b) Ausblocken unter sich gehender Stellen im Bereich der Platzhalterfolie (bis zur roten Linie).
c) Platzhalterfolie (0,5 mm Dicke) tiefziehen und bis zur roten Linie zurückschneiden. Über die auf das Modell zurückgesetzte Platzhalterfolie wird dann die eigentliche Fluoridierungsschiene (1 mm Dicke) tiefgezogen und anschließend die Platzhalterfolie aus der Schiene entfernt, um Platz für des Fluoridgelée zu schaffen.

muß in den meisten Fällen erst einmal der Platz für diese Rekonstruktionen geschaffen werden, denn der über Jahre allmählich eingetretene Substanzverlust an den oberen Frontzähnen ist fast immer mit einer Elongation bzw. Kippung der unteren Frontzähne verbunden. Eine Retrusion der gekippten unteren Frontzähne ist meist nicht möglich, da die benachbarten Zähne den bei der Ventralkippung entstandenen Platz bereits ausgefüllt haben.

Um den Platz für eine Rekonstruktion der Palatinalflächen der oberen Frontzähne zu schaffen, gibt es prinzipiell zwei Möglichkeiten, entweder werden die oberen Frontzähne protrudiert oder der Biß wird geringfügig angehoben. Es empfiehlt sich, im Einzelfall beide Möglichkeiten an den gelenkbezüglich einartikulierten Situationsmodellen zu simulieren und die Vor- und Nachteile mit dem Patienten zu besprechen. So muß der Patient darauf aufmerksam gemacht werden, daß die Protrusion der oberen Frontzähne stets mit einer Lückenbildung zwischen diesen Zähnen verbunden ist. Sind, wie auch in dem folgenden Patientenbeispiel, die Seitenzähne bereits mit umfangreichen Füllungen versehen und/oder die Palatinalflächen der Seitenzähne ebenfalls von bis ins Dentin reichenden Erosionen betroffen, wird man diese Zähne mit Onlays bzw. Dreiviertelkronen versorgen und dabei den Biß geringfügig anheben.

Durch eine Bißanhebung von 1/2 mm im Molarenbereich gewinnt man bereits 1 mm Platz an den Frontzähnen, was zur Anfertigung von Keramikfacetten in den meisten Fällen ausreicht. In seltenen Fällen, wenn keine Indikation zur Anfertigung von Onlays im Seitenzahnbereich besteht, kann man den Biß auch durch eine gesteuerte Elongation der Seitenzähne anheben, und so den Platz für die Frontzahnrestaurationen schaffen. Bei diesem Vorgehen werden die Frontzähne palatinal mit Keramikfacetten definitiv versorgt und der Biß in dieser Position über temporäre Aufbisse (z.B. aus Glasionomer-Füllungsmaterial) auf den Molarenkauflächen abgestützt. Wenn die zunächst diskludierenden Prämolaren durch Elongation nach wenigen Wochen wieder in antagonistischem Kontakt stehen, werden die Aufbisse an den Molaren entfernt, so daß diese ebenfalls elongieren können, bis schließlich alle Seitenzähne in der neu eingestellten Bißhöhe wieder gleichmäßig okkludieren.

Fallbeispiel 1

Der 26jährige Patient hat 4 Jahre lang an Bulimia nervosa gelitten und ist seit einem Jahr geheilt. An den Palatinalflächen der oberen Frontzähne sind großflächige Schmelz-Dentin-Erosionen vorhanden (Abb. 56a). In Schlußbißposition besteht Kontakt zwischen den oberen und unteren Frontzähnen (Abb. 56b). Da die großflächigen Füllungen an den oberen Seitenzähnen erneuerungsbedürftig sind und an den Palatinalflächen der Prämolaren ebenfalls bis ins Dentin reichende Erosionen vorhanden sind, werden die Prämolaren und die ersten Molaren im Oberkiefer mit gegossenen Dreiviertelkronen versorgt (Abb. 56c), wobei der Biß im Molarenbereich um 1/2 mm angehoben wird. Auf diese Weise kann anterior genügend Platz für die Rekonstruktion der oberen Frontzähne geschaffen werden (Abb. 56d). Zur Aufnahme der

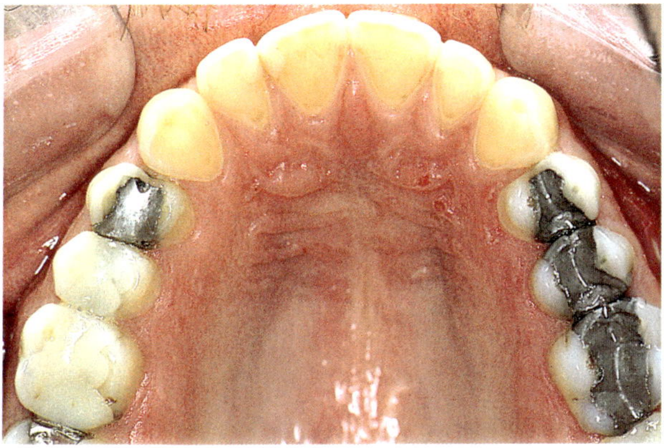

a)

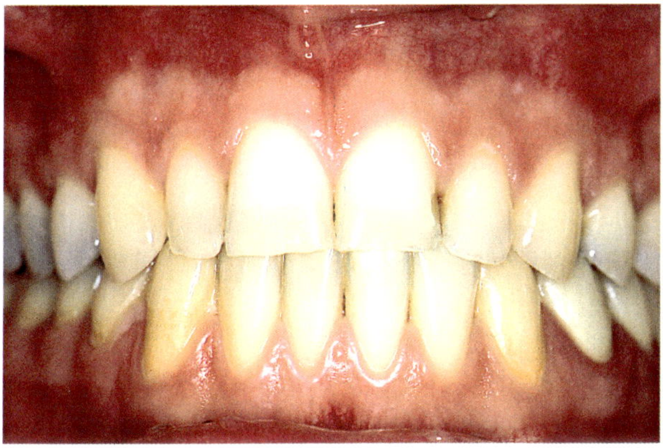

b)

Abb. 56a-i Prothetische Versorgung bei 21jährigem Patienten, der 4 Jahre an Bulimia nervosa erkrankt war und großflächige Schmelz-Dentin-Erosionen an den Palatinalflächen der oberen Frontzähne aufweist. a) und b) Anfangsbefund.

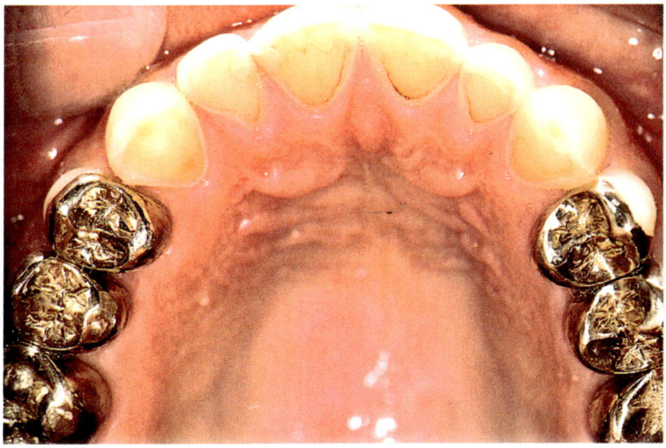

c)

c) Nach Versorgung der oberen Prämolaren und Molaren mit Dreiviertelkronen.

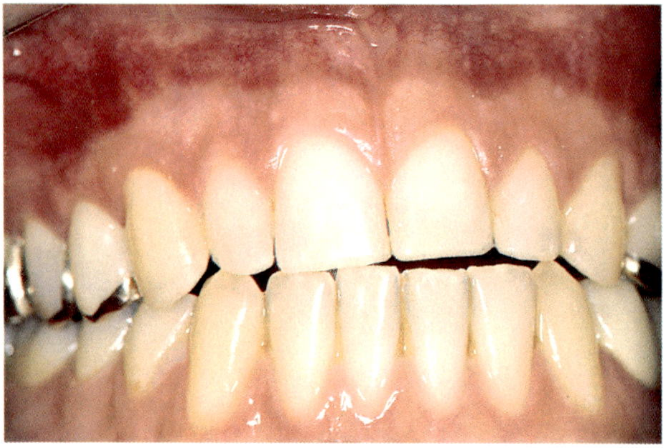

d)

d) Nach Bißanhebung durch Dreiviertelkronen auf den oberen Prämolaren und Molaren ist genügend Platz für die Versorgung der oberen Frontzähne mit palatinalen Keramikschalen vorhanden.

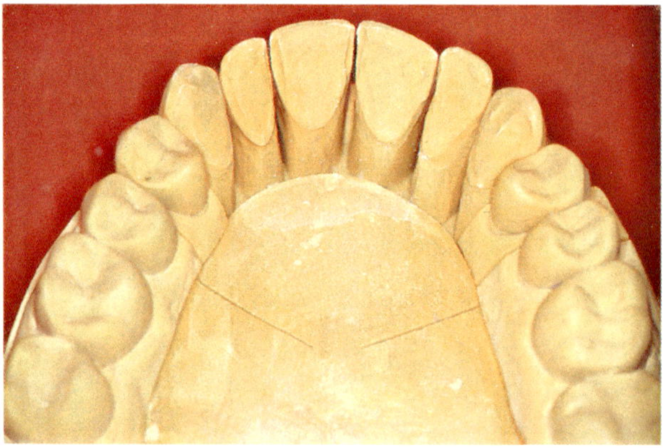

e)

e) Palatinalansicht der zur Aufnahme von Keramikschalen präparierten oberen Frontzähne auf dem Arbeitsmodell.

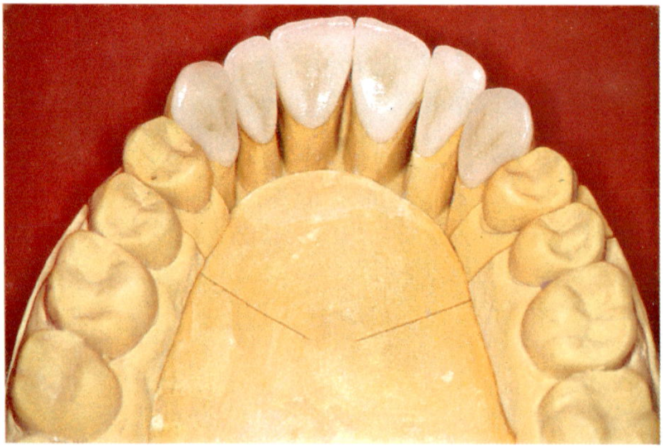

f)

f) Keramikschalen auf dem Arbeitsmodell – Ansicht von palatinal.

g) 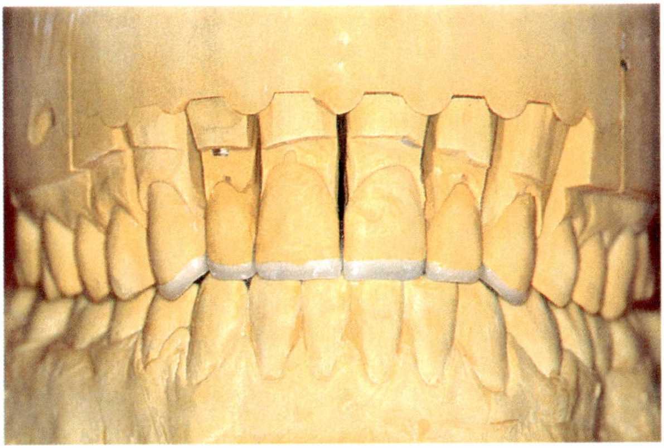

g) Keramikschalen auf dem Arbeitsmodell – Ansicht von vestibulär.

h) 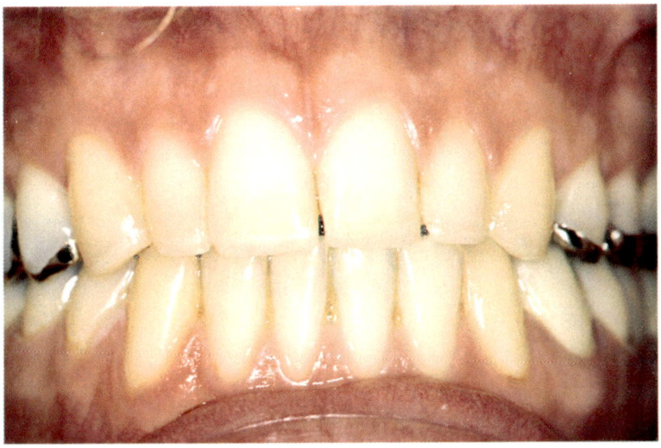

h) und i) Intraorale Situation 1 1/2 Jahre nach Abschluß der Behandlung.

i) 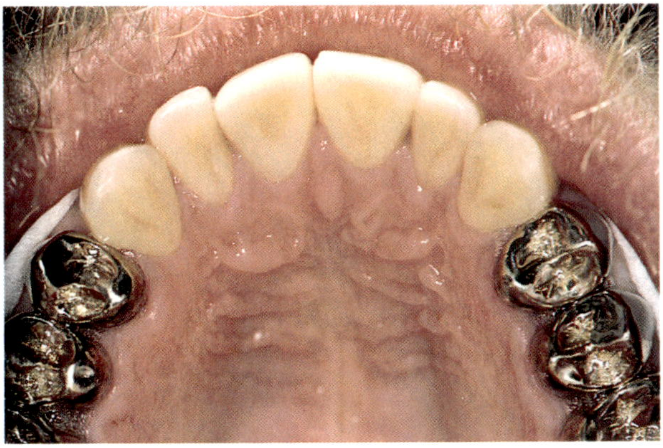

Keramikverblendschalen werden die Frontzähne geringfügig präpariert, indem die dünn auslaufende Schneidekante etwas gekürzt und labial sowie zervikal und approximal an der Palatinalfläche eine durchgehende breite Präparationsgrenze mit einem Hohlkehlschleifer angelegt wird (Abb. 56e). Die Abbildungen 56f und 56g zeigen die fertigen Keramikverblendschalen auf dem Arbeitsmodell. Nach Anprobe und Farbauswahl des Befestigungsmaterials werden die Keramikschalen mit einem hochgefüllten lichthärtenden Hybridkomposit definitiv befestigt. Die intraorale Situation 1 1/2 Jahre nach Abschluß der Behandlung zeigt ein sowohl funktionell als auch ästhetisch zufriedenstellendes Ergebnis (Abb. 56h, i).

Fallbeispiel 2

Da wir bei den von uns betreuten Patienten mit Bulimia nervosa in mehreren Fällen einen frontoffenen Biß feststellen konnten, der durch nächtliches Daumenlutschen verursacht worden war, soll im folgenden auch die Behandlung eines solchen Falles exemplarisch dargestellt werden. Die 21jährige Patientin hat 3 Jahre lang an Bulimia nervosa gelitten. An den Palatinalflächen der oberen Inzisivi ist das Dentin durch Erosion freigelegt (Abb. 57b), der palatinale Schmelzmantel der oberen Eckzähne ist dagegen noch durchgehend vorhanden. Durch den Druck des Daumens sind die dünn auslaufenden Schneidekanten der mittleren Frontzähne teilweise abgebrochen und die Zähne selbst nach kranial-ventral verschoben bzw. gekippt (Abb. 57a). Einer orthodontischen Vorbehandlung stimmte die Patientin nicht zu. Da sie sich durch die Stellungsanomalie der Frontzähne jedoch ästhetisch sehr beeinträchtigt fühlte und die Aussicht, dies durch die Versorgung mit Keramikschalen dauerhaft beseitigen zu können, die Patientin stark motivierte, gelang es ihr während einer zweimonatigen Vorbehandlungsphase mit einer Stabilisierungsschiene, die die Einlagerung des Daumens verhinderte, sich das Lutschen abzugewöhnen. Erst danach wurde mit der prothetischen Versorgung begonnen.

Da genügend Platz für die Keramikschalen vorhanden war, mußte keine weitere Vorbehandlung erfolgen. Das

Abb. 57a-g Prothetische Versorgung bei 21jähriger Patientin, die 3 Jahre an Bulimia nervosa erkrankt war.

a)

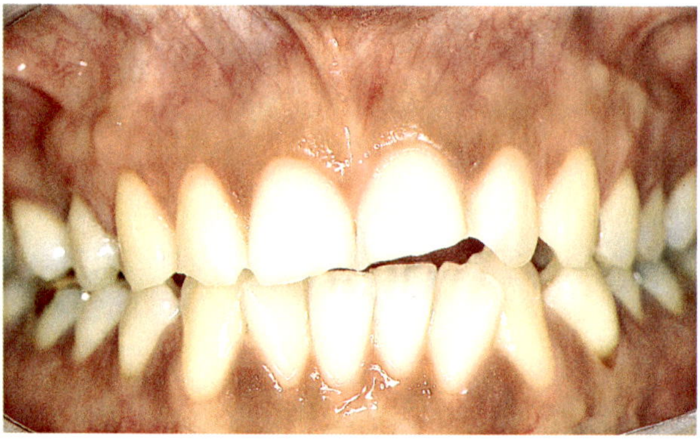

a) Anfangsbefund – Ansicht von vestibulär. Durch Daumenlutschen entstandener frontoffener Biß.

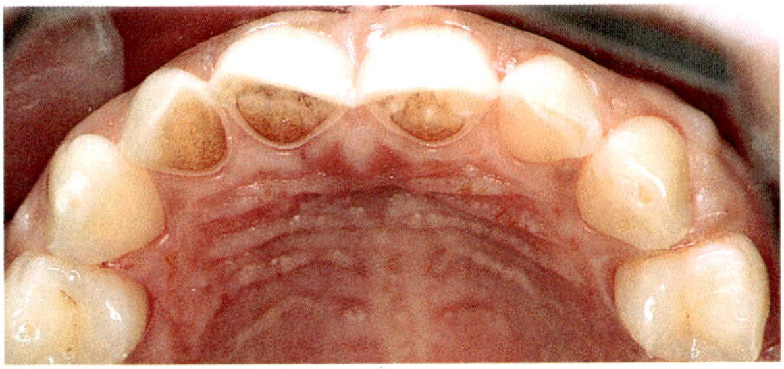

b) Anfangsbefund – Ansicht von palatinal. Durch chronisches Erbrechen entstandene Schmelz-Dentin-Erosionen an den Palatinalflächen der oberen Frontzähne.

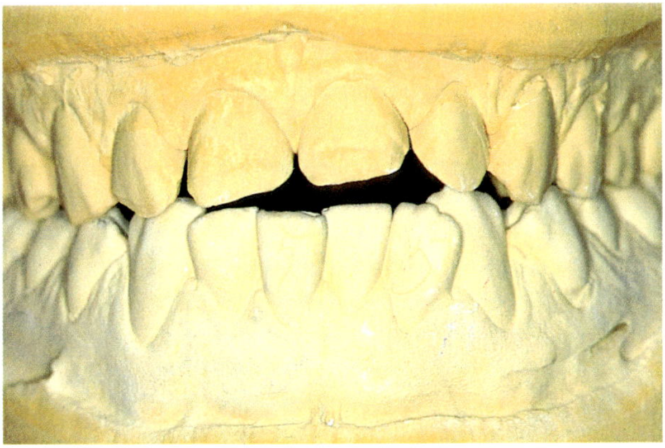

c) Vestibuläre Ansicht der für die Aufnahme von Keramikfacetten präparierten oberen Frontzähne auf dem Arbeitsmodell.

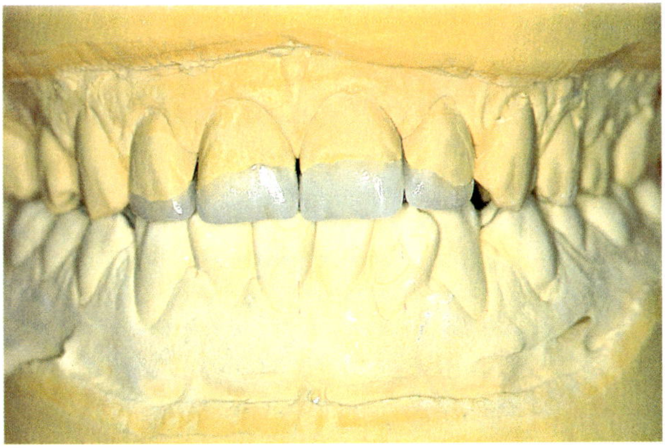

d) Fertige Keramikfacetten auf dem Arbeitsmodell – Ansicht von vestibulär.

e) 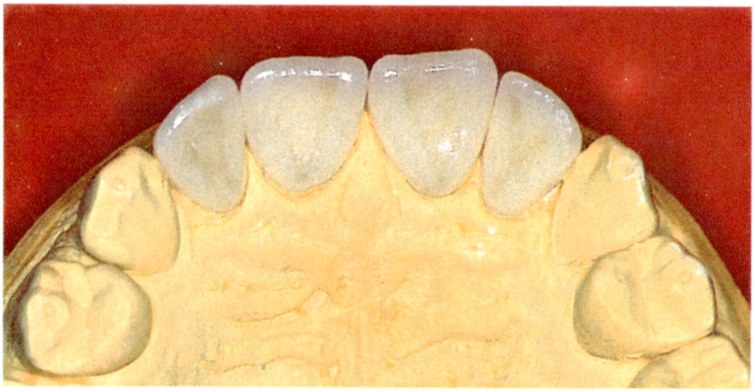

e) Keramikschalen auf dem Arbeitsmodell – Ansicht von palatinal.

f) 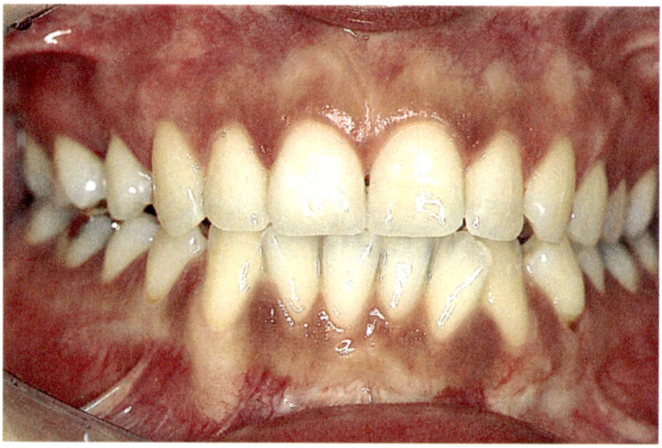

g) 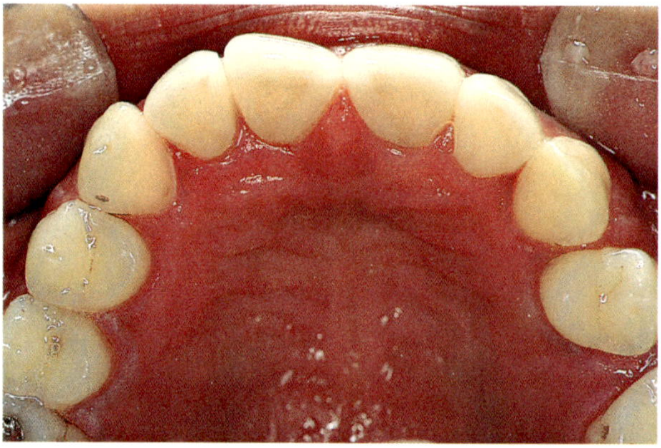

f) und g) Intraorale Situation nach dem Einsetzen der Keramikschalen.

klinische und technische Vorgehen ist in den Abbildungen 57c-e dargestellt. Die intraorale Situation nach dem Einsetzen der Keramikschalen zeigt, daß es bei größtmöglicher Schonung der vorhandenen Zahnhartsubstanz mit relativ geringem Aufwand gelungen ist, sowohl den durch Erosion entstandenen palatinalen Substanzverlust als auch den durch Lutschen entstandenen frontoffenen Biß zu beseitigen (Abb. 57f, g).

Schmelz-Dentin-Erosionen mit Bißhöhenverlust

Besteht die bulimische Eßstörung 5 Jahre oder noch länger, sind in der Regel auch die Okklusalflächen der Seitenzähne von dem Substanzverlust durch Erosion betroffen und es tritt ein Bißhöhenverlust mit relativer Vorverlagerung des Unterkiefers ein. Da in diesem fortgeschrittenen Stadium auch die Labialflächen der Oberkiefer-Frontzähne weitreichende Schmelz-Dentin-Defekte

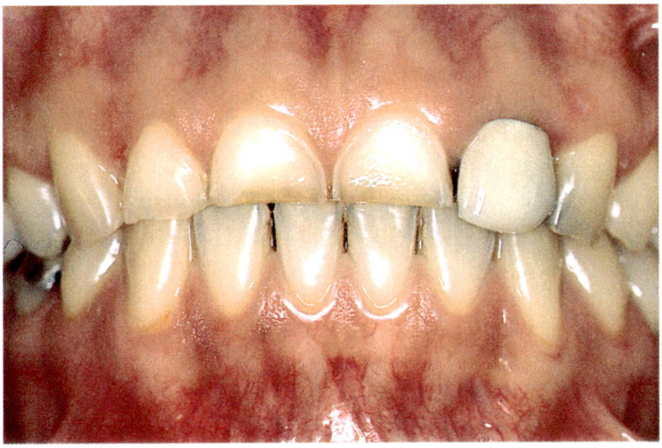

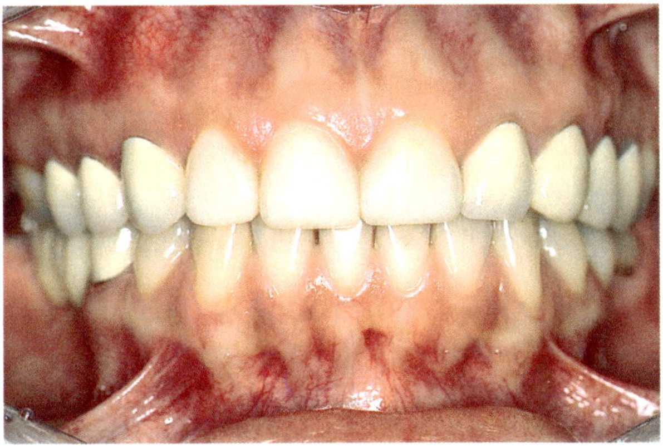

Abb. 58a–b 25jährige Patientin, die 5 Jahre an Bulimia nervosa gelitten hatte, vor (a) und nach (b) der prothetischen Versorgung mit Kronen bei gleichzeitiger geringfügiger Bißanhebung.

aufweisen, sind umfangreiche Überkronungen mit gleichzeitiger Bißhebung die einzig mögliche Therapie (Abb. 58) [25, 156].

Das Ausmaß der nötigen Bißanhebung wird durch Aufwachsen der verlorengegangenen Zahnsubstanz an den gelenkbezüglich einartikulierten Situationsmodellen ermittelt. Bevor die definitive prothetische Versorgung in dieser Position erfolgt, sollte allerdings zunächst mit provisorischen Kronen bzw. Brükken kontrolliert werden, ob die im Artikulator eingestellte neue Kieferrelation für den Patienten funktionell günstig ist. Die Übertragung der im Artikulator eingestellten Kieferrelation auf den Patienten, verbunden mit der schrittweisen Präparation der Zähne, gelingt in der Praxis am besten, wenn die Zähne zuvor im Artikulator quadrantenweise aufgewachst werden und über die doublierten Modelle jeweils Tiefziehfolien hergestellt werden. Mit Hilfe dieser Tiefziehfolien kann dann die am Modell über die Probeaufwachsung fixierte neue Unterkieferposition exakt auf den Patienten übertragen werden kann [147, 153, 156].

Fallbeispiel

Bei dem zum Zeitpunkt der Behandlung 42jährigen Patienten ist es im Verlauf der letzten 5 Jahre durch Erbrechen nach den Mahlzeiten zu großflächigen Schmelz-Dentin-Defekten an den Palatinalflächen und Schneidekanten der oberen Frontzähne gekommen (Abb. 59).

Die oberen Seitenzähne sind wegen des starken Substanzverlustes bereits vor einiger Zeit überkront worden. Da auch die Okklusalflächen der unteren Seitenzähne, ebenso wie die Schneidekanten der unteren Frontzähne, einen deutlichen Substanzverlust durch Erosion aufweisen, ist der Biß abgesunken. Um die ursprüngliche Bißhöhe wiederherzustellen und um die durch Erosion geschädigten Zähne zu restaurieren, ist die Überkronung aller Ober- und Unterkieferzähne nötig. Zunächst wird das Unterkiefer-Situationsmodell gelenkbezüglich in einen teiljustierbaren Artikulator montiert und das Oberkiefermodell über ein intraorales Stützstiftregistrat zugeordnet (Abb. 60a).

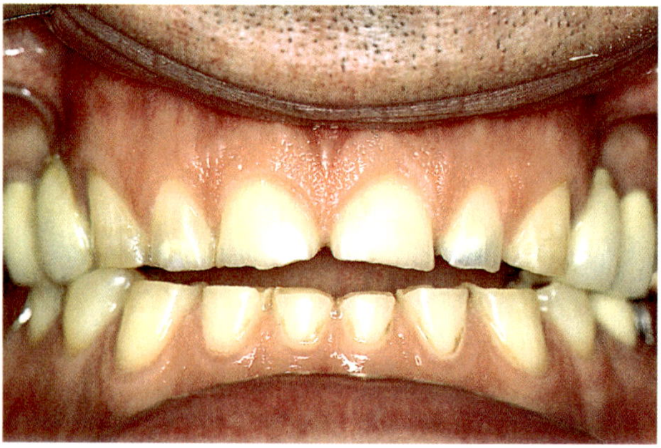

Abb. 59 Anfangsbefund bei 42jährigem Patienten, der 5 Jahre an Bulimia nervosa erkrankt war. Großflächige Schmelz-Dentin-Defekte durch Erosion an den Palatinalflächen und Schneidekanten der oberen Frontzähne. Bißsenkung durch Erosionen an den Okklusalflächen der unteren Seitenzähne.

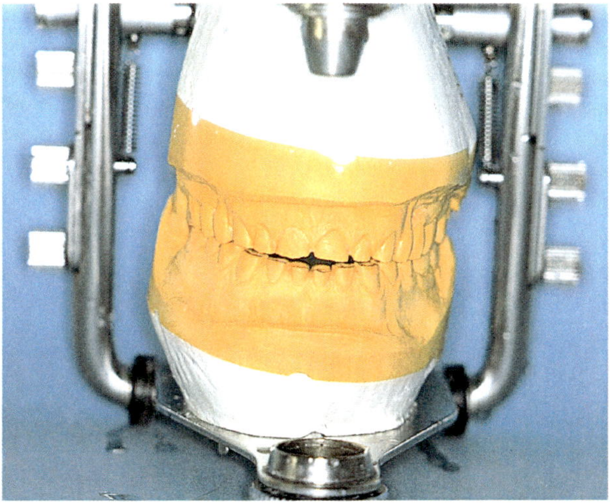

Abb. 60a-d Vorbereitende Maßnahmen.
a) Gelenkbezügliche Montage der Situationsmodelle in den Artikulator.

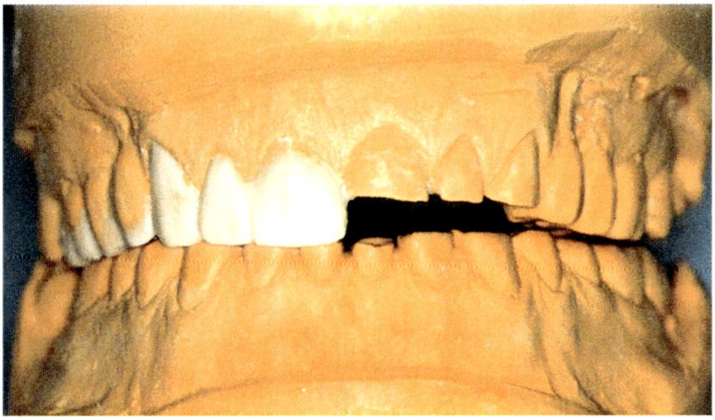

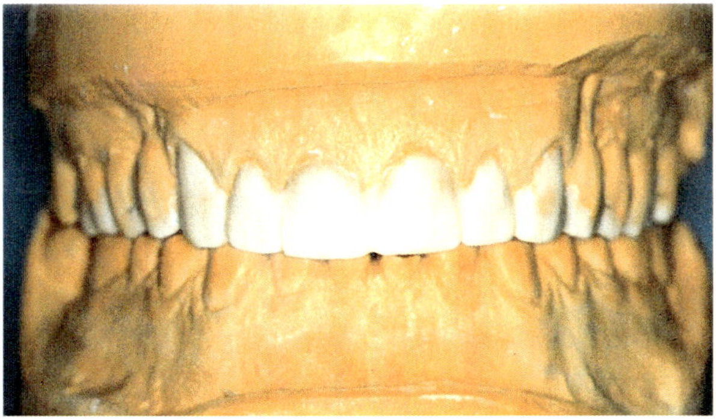

b) und c) Nach Bißanhebung um die individuelle Achse quadrantenweises Aufwachsen.

d)

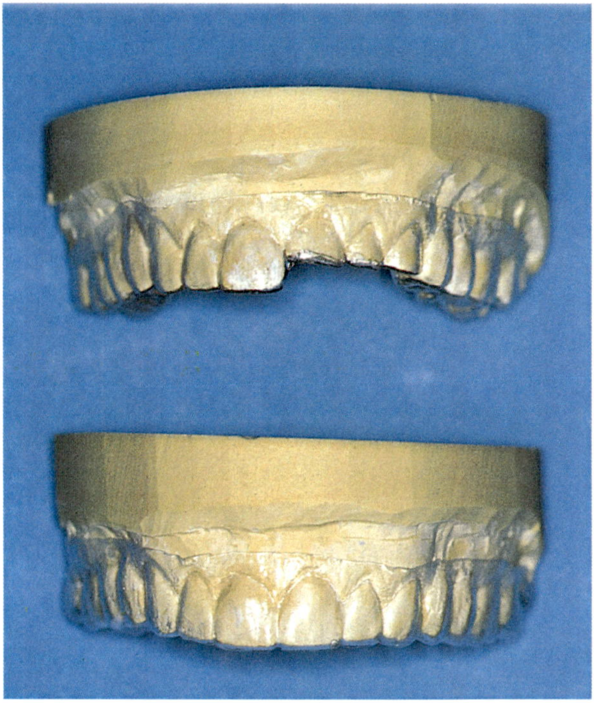

d) Die Modellsituation wird jeweils doubliert und darüber Tiefziehfolien zur Anfertigung der Provisorien hergestellt.

Im Artikulator wird dann der Biß angehoben und in dieser Position die Oberkieferzähne durch Wachs ergänzt. Dieses Aufwachsen geschieht quadrantenweise (Abb. 60b, c) und die Modellsituation wird über eine Alginatabformung jeweils doubliert, um Tiefziehfolien für die Herstellung der provisorischen Kronen bzw. Brücken im Mund des Patienten zu erhalten (Abb. 60d). Mit Hilfe dieser Tiefziehfolien gelingt es, die am Modell über die Probeaufwachsung fixierte neue Unterkieferposition exakt auf den Patienten zu übertragen. Wenn diese vorbereitenden Maßnahmen abgeschlossen sind, werden in der *1. Behandlungssitzung* zunächst die Seitenzähne im rechten Oberkiefer präpariert (Abb. 61a), und mit Hilfe der ersten Tiefziehfolie wird ein Kunststoffprovisorium für die rechte Kieferseite hergestellt (Abb. 61b). Danach präpariert man die Seitenzähne im II. Quadranten (Abb. 61c) und fertigt mit der zweiten Tiefziehfolie auch für diese Seite provisorische Kunststoffkronen an (Abb. 61d), so daß am Ende dieser 1. Sitzung die intraorale Situation des Patienten (Abb. 61e, f) der Probeaufwachsung am Modell (Abb. 60c) entspricht.

Die Präparation der Frontzähne (Abb. 62a) erfolgt erst in der *2. Sitzung,* um den Patienten nicht zu sehr zu belasten. Um die provisorischen Kronen der neuen Situation anzupassen, werden diese zwischen 13 und 14 bzw. 23 und 24 durch-

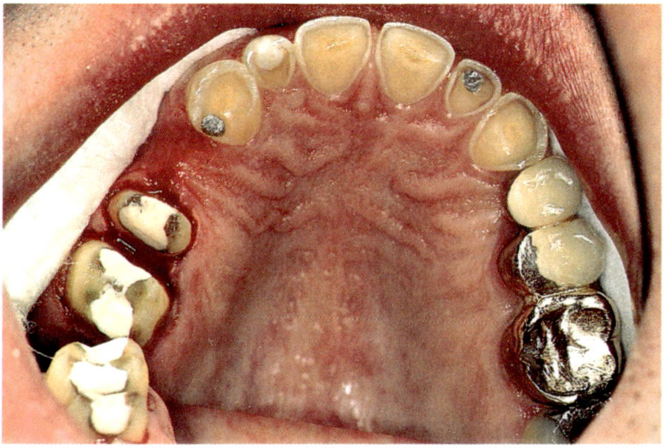

Abb. 61a–f Behandlungsablauf in der 1. Sitzung.
a) Präparation der rechten oberen Seitenzähne.

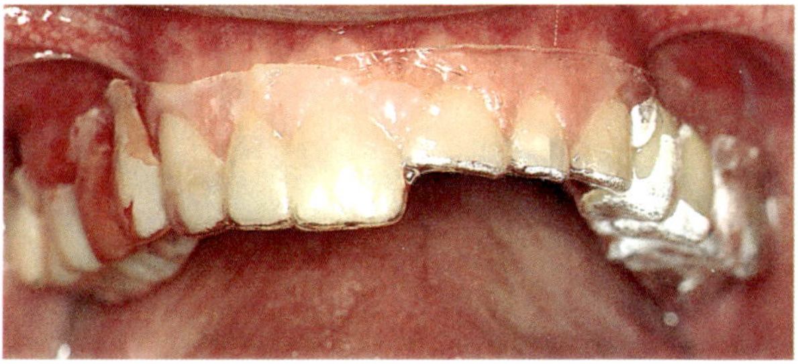

b) Anfertigung der provisorischen Kunststoffkronen im I. Quadranten mittels Tiefziehfolien.

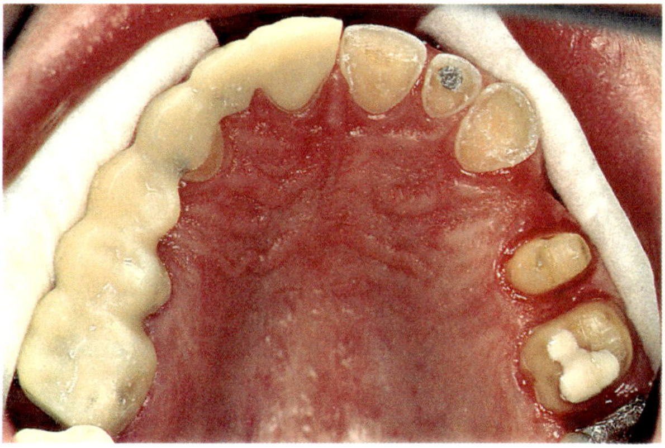

c) Präparation der Seitenzähne im II. Quadranten.

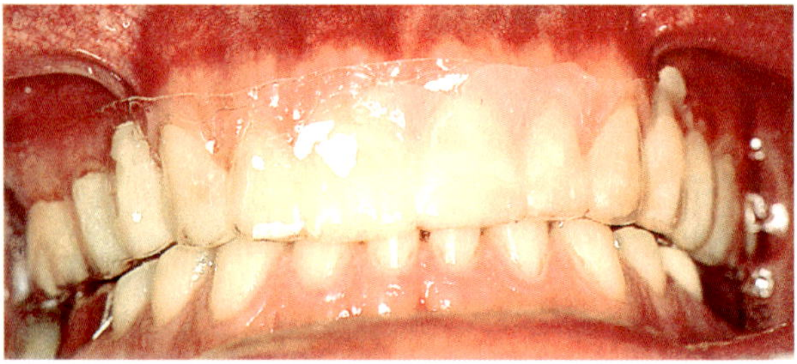

d)

d) Herstellung der provisorischen Kunststoffkronen im II. Quadranten mittels Tiefziehfolie.

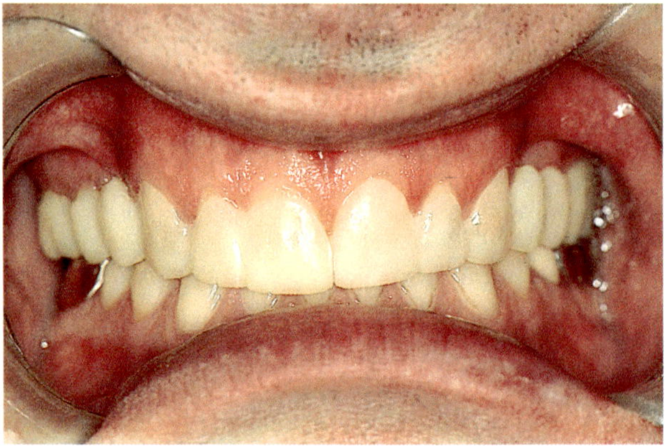

e)

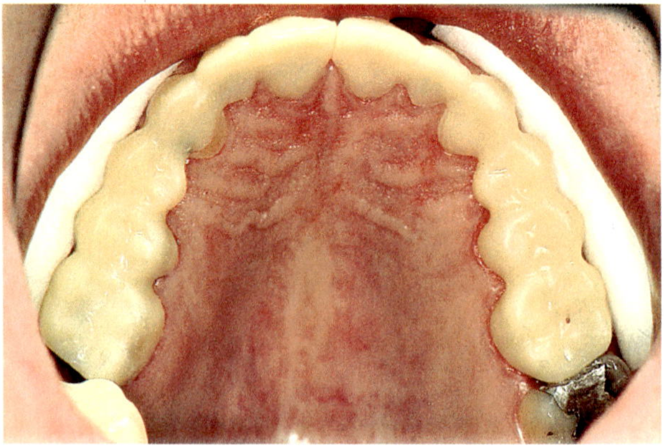

f)

e) und f) Intraorale Situation am Ende der 1. Sitzung. Durch die mittels der Tiefziehfolien hergestellten provisorischen Kronen und Brücken ist die am Modell eingestellte neue Kieferrelation exakt auf den Patienten übertragen worden.

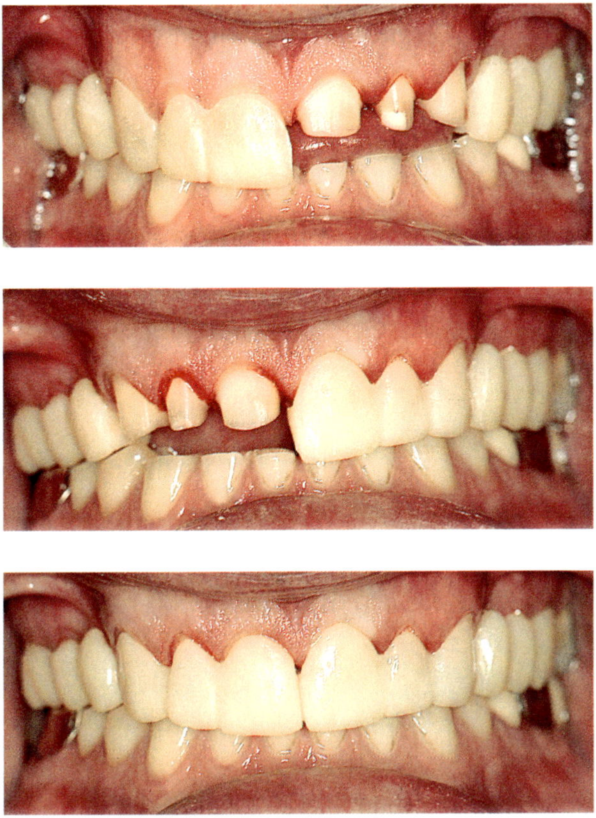

Abb. 62a–c Quadrantenweise Präparation der oberen Frontzähne und Anpassung der Provisorien in der 2. Sitzung.

trennt, und das vordere Segment wird mit Hilfe der Tiefziehfolie jeweils neu angefertigt (Abb. 62b, c). Eine Unterfütterung des vorhandenen Provisoriums ist ebenfalls möglich. Wenn der Patient die provisorischen Kronen mindestens 4 Wochen getragen hat und sich während dieser Zeit die neu eingestellte Kieferrelation als funktionell günstig erweist, kann in der 3. Sitzung mit der definitiven prothetischen Versorgung begonnen werden. Das nach Korrekturabformung der beschliffenen Oberkieferzähne erhaltene Arbeitsmodell wird mit Wachs-Bißschlüsseln dem bereits gelenkbezüglich im Artikulator befindlichen Unterkiefer-Situationsmodell zugeordnet (Abb. 63).

Die Wachsschlüssel erhält man, indem zunächst nur auf einer Seite das Kunststoffprovisorium im Seitenzahnbereich entfernt wird und in der durch die übrigen Provisorien sicher fixierten Schlußbißposition ein Wachsregistrat angefertigt wird. Danach entfernt man die Kunststoffprovisorien der Seitenzähne

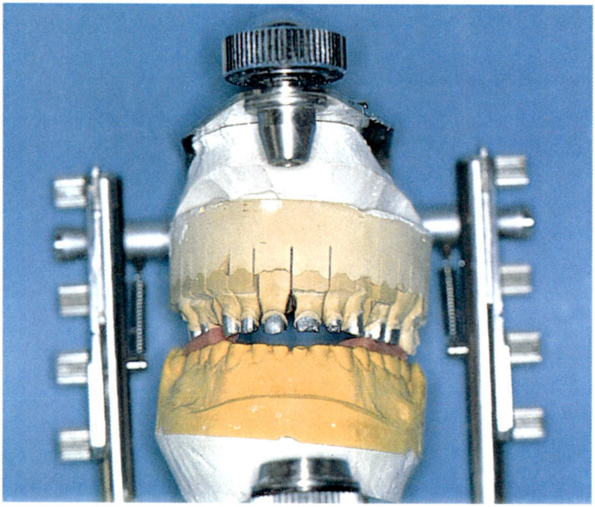

Abb. 63 Einartikulieren des Oberkiefer-Arbeitsmodelles mit Wachsschlüsseln gegen das bereits gelenkbezüglich im Artikulator befindliche Unterkiefer-Situationsmodell (vgl. Abb. 60a).

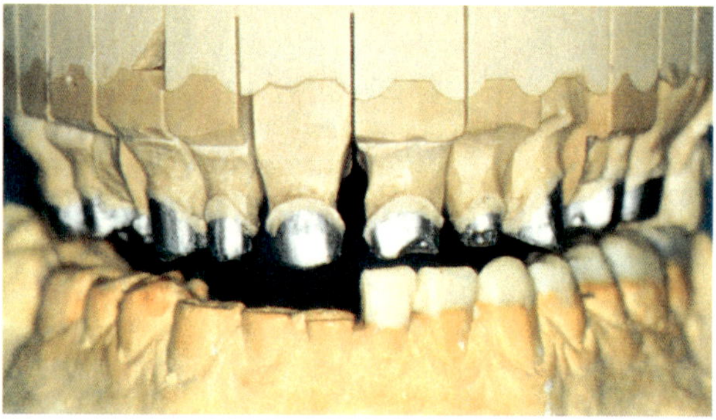

a)

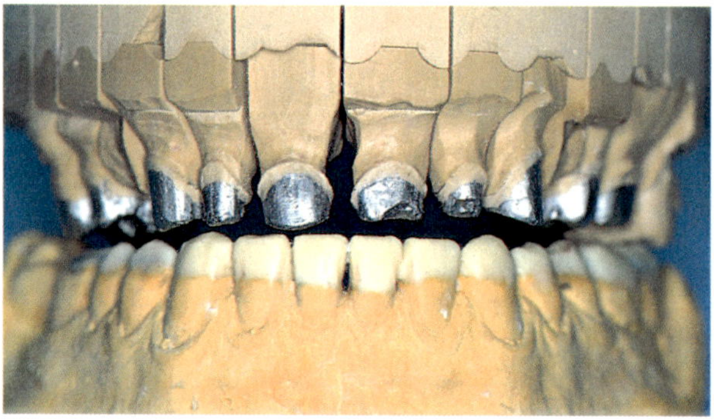

b)

Abb. 64a–b Quadrantenweises Aufwachsen der antagonistischen Kauflächen im Unterkiefer.

auf der anderen Kieferseite und fertigt hier bei eingesetztem ersten Wachsschlüssel und noch vorhandener Abstützung durch die Kunststoffprovisorien im Frontzahnbereich einen zweiten Wachsschlüssel an.
Bevor mit der Anfertigung der Kronen auf dem Oberkiefermodell begonnen werden kann, müssen zunächst die Unterkieferzähne mit Wachs aufgebaut werden, und zwar so, daß das Kauflächenrelief in etwa der späteren prothetischen Versorgung entspricht. Das Aufwachsen der Unterkieferzähne erfolgt quadrantenweise (Abb. 64), um analog zum Vorgehen im Oberkiefer Tiefziehfolien für die spätere provisorische Versorgung der Unterkieferzähne herstellen zu können.
Nach Anprobe der unverblendeten Kronen (Abb. 65) und der keramisch verblendeten Kronen im Rohbrandzustand (Abb. 66) in der 4. und 5. Sitzung werden in der 6. Behandlungssitzung die fertigen VMK-Kronen im Oberkiefer provisorisch eingesetzt (Abb. 67).
Danach beginnt man mit der prothetischen Versorgung der Unterkieferzähne, wobei das technische Vorgehen im wesentlichen demjenigen im Oberkiefer entspricht. Zunächst werden die Seitenzähne quadrantenweise präpariert. Daran schließt sich die provisorische Versorgung mit Hilfe der bei der Probeaufwachsung hergestellten Tiefziehfolien an (Abb. 68). In der folgenden Sitzung werden dann – auch wieder quadrantenweise – die Frontzähne präpariert und die Bißposition wird mit Wachs verschlüsselt (Abb. 69). Nach Korrekturabformung der Unterkieferzähne und Alginatabformung der Oberkieferzähne überträgt man das Unterkiefer-Arbeitsmodell in den Artikulator und ordnet das Oberkiefermodell mit Hilfe der Wachsschlüssel zu (Abb. 70). Nach Anprobe der Kronengerüste, Roh- und Glanzbrandanprobe werden die fertigen Kronen im Unterkiefer zum Probetragen eingesetzt und schließlich ebenso wie die Kronen im Oberkiefer definitiv zementiert. Die intraorale Situation nach Abschluß der prothetischen Behandlung ist in Abbildung 71 dargestellt.

Zusammenarbeit von Zahnarzt und Psychiater

Da fast alle Patienten mit Anorexia nervosa und Bulimia nervosa regelmäßig ihren Zahnarzt zur Kontrolluntersuchung aufsuchen (vgl. S. 30 ff.) und die durch das chronische Erbrechen bedingten charakteristischen Zahnhartsubstanzschäden bei den Patienten mit bulimischer Anorexia und Bulimia nervosa ein wichtiger diagnostischer Hinweis auf das Vorliegen einer bulimischen Eßstörung sind, hat der Zahnarzt häufig als erster den Verdacht, daß solch eine Eßstörung vorliegt.
Bestätigt sich im Gespräch mit dem Patienten diese Verdachtsdiagnose, sollte der Zahnarzt darauf hinwirken, daß sich der Patient in psychotherapeutische Behandlung begibt. Dieser Entschluß fällt dem Patienten leichter, wenn er im Gespräch mit dem Zahnarzt erkennt, daß dieser über die grundsätzlichen medizinisch-psychiatrischen Aspekte der verschiedenen Eßstörungen informiert ist. Ferner sollte der Zahnarzt sich erkundigen, ob in der näheren Umgebung ein Psychiater niedergelassen ist, der sich speziell mit der Behandlung psychogener Eßstörungen beschäftigt, so daß er

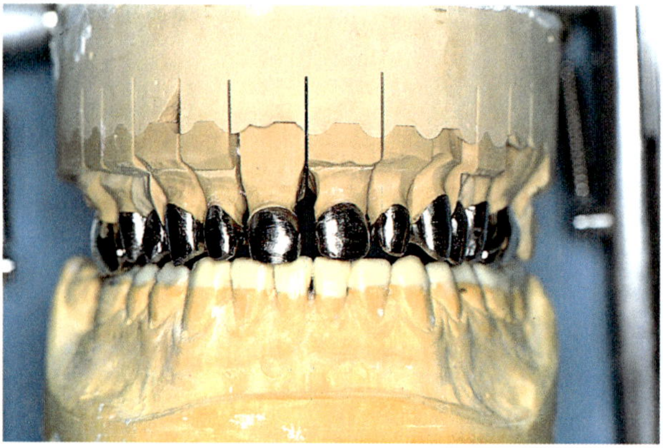

Abb. 65 Unverblendete Kronen auf dem Modell.

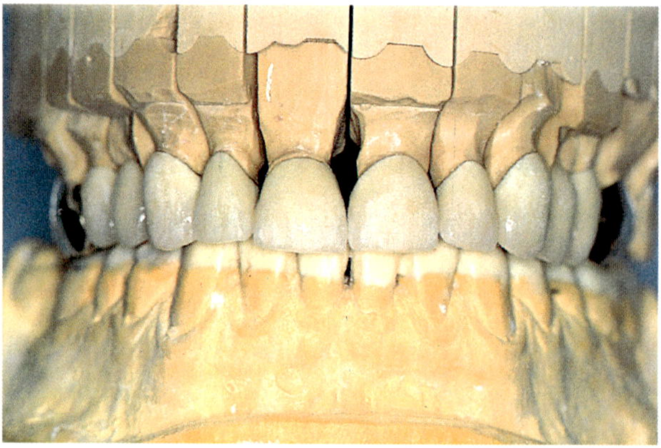

Abb. 66 VMK-Kronen im Rohbrandzustand auf dem Modell.

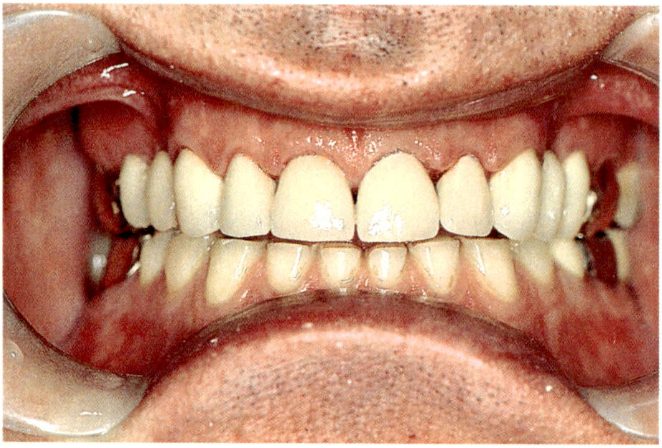

Abb. 67 In der 6. Sitzung werden die fertigen Kronen im Oberkiefer eingesetzt.

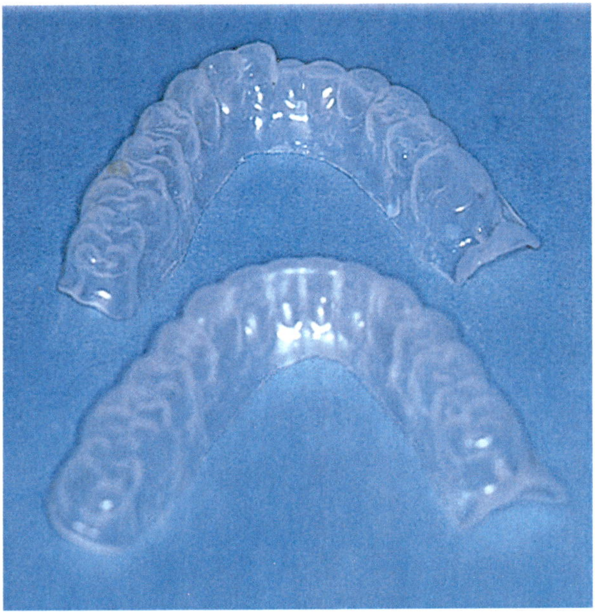

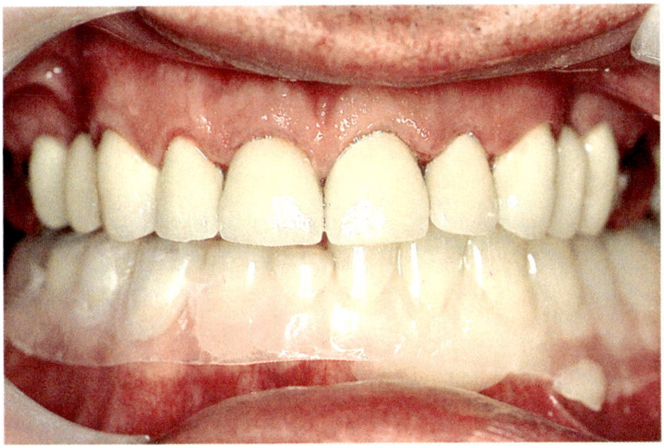

Abb. 68a-d Quadrantenweise Präparation der Unterkieferseitenzähne und provisorische Versorgung der jeweiligen Unterkieferseite mit Hilfe der beim Aufwachsen der Unterkieferzähne (vgl. Abb. 64) hergestellten Tiefziehfolien.

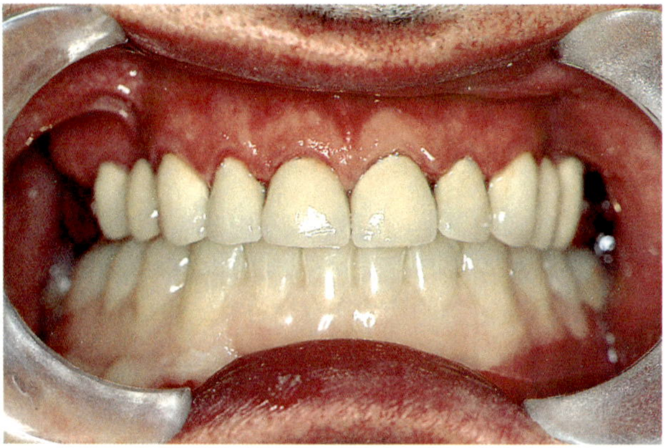
c)

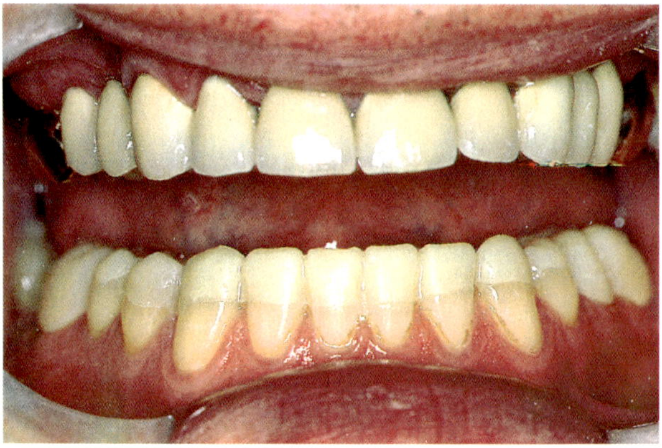
d)

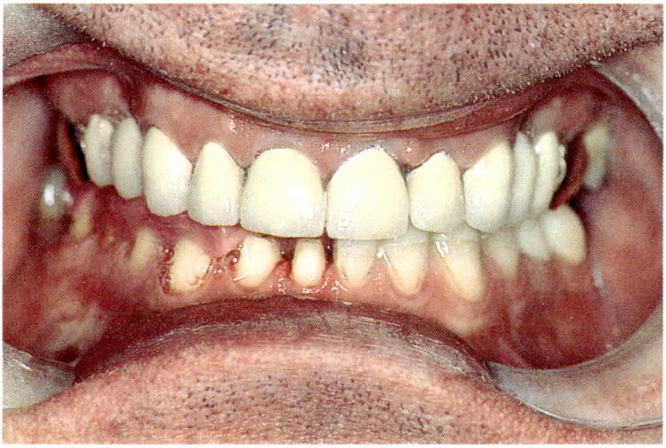

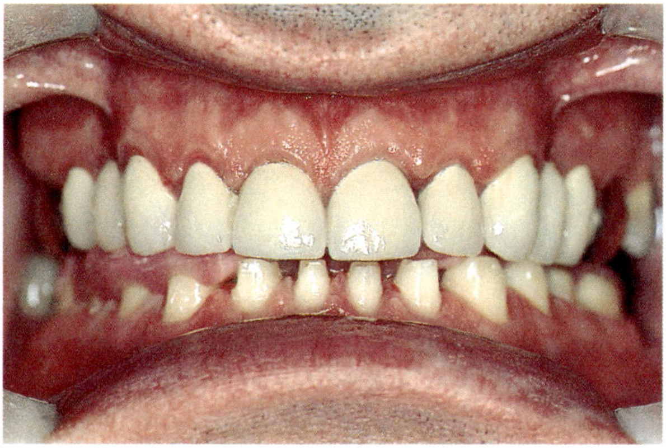

Abb. 69a–b Quadrantenweise Präparation der unteren Frontzähne und Bißnahme durch interokklusales Wachsregistrat.

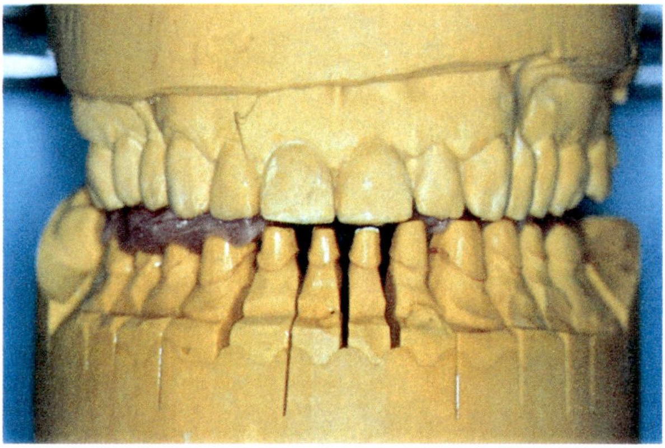

Abb. 70 Oberkiefermodell mit Hilfe der Wachsschlüssel gegen Unterkiefer-Arbeitsmodell einartikuliert.

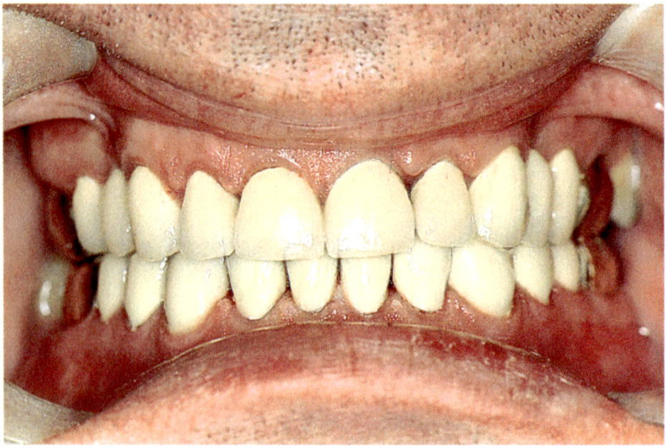

Abb. 71 Intraorale Situation nach Abschluß der prothetischen Versorgung.

seinen Patienten gezielt dorthin überweisen kann, was für den Patienten erfahrungsgemäß eine Erleichterung bedeutet, denn die Hemmschwelle ist geringer, wenn er das Gefühl hat, der weiterbehandelnde Arzt weiß bereits über seine Krankheit Bescheid. Umgekehrt sollte Patienten, die sich wegen ihrer Eßstörung in ambulanter oder stationärer psychotherapeutischer Behandlung befinden, die Beratung oder Mitbehandlung durch einen im Hinblick auf die spezifischen Befunde dieser Patienten besonders sachkundigen Zahnarzt angeboten werden. Wie unsere Erfahrung zeigt, sind fast alle Patienten über die Möglichkeit einer zahnärztlichen Untersuchung und Beratung im Rahmen ihres Klinikaufenthaltes sehr erfreut und nehmen die Gelegenheit wahr, offen über ihre Ängste hinsichtlich der durch das abnorme Eßverhalten bedingten Zahnschäden sprechen zu können; dabei erzählen viele Patienten, sie hätten auch ihren Zahnarzt schon oft nach diesen Dingen fragen wollen, sich aber dann doch nicht getraut, weil sie zuvor hätten zugeben müssen, daß sie an einer Eßstörung leiden.

Behandelt der Zahnarzt Patienten, die sich wegen ihrer Eßstörung gleichzeitig auch in psychiatrischer Behandlung befinden, sollte er eine Zusammenarbeit mit dem behandelnden Psychiater anstreben.

Auf diese Weise erfährt einerseits der Zahnarzt, wann der Zeitpunkt für die z.T. sehr umfangreichen zahnärztlichen Behandlungsmaßnahmen günstig ist, andererseits kann der Psychiater die nach der oralen Rehabilitation und dem damit verbundenen Ausgleich der gestörten Physiognomie (Abb. 72) zu beobachtende Steigerung des Selbstwertgefühls der Bulimie-Patienten sinnvoll in sein therapeutisches Konzept einbauen.

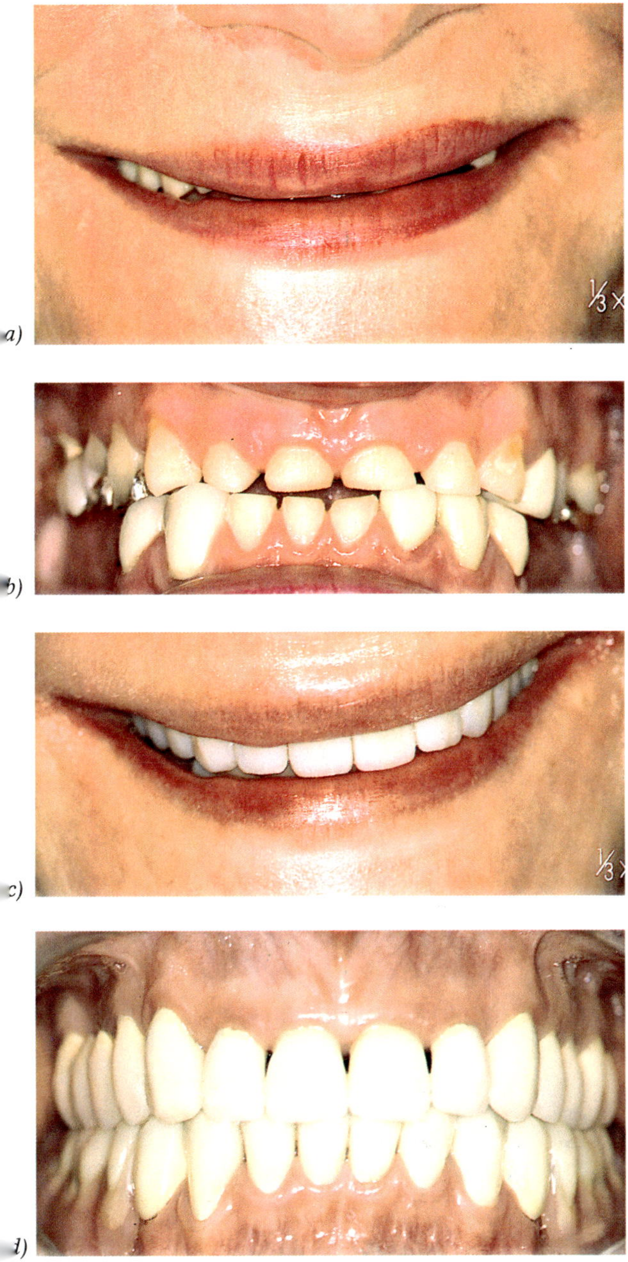

Abb. 72a-d Durch Bißanhebung und umfangreiche prothetische Versorgung der durch Erosion geschädigten Zähne Ausgleich der gestörten Physiognomie bei 34jähriger Patientin, die 6 Jahre an Bulimia nervosa gelitten hatte.
a) und b) Anfangsbefund.
c) und d) Extra- und intraorale Situation nach Abschluß der prothetischen Versorgung.

Literaturverzeichnis

[1] Abrams, R.A., Ruff, J.C.: Oral signs and symptoms in the diagnosis of bulimia. J. Amer. dent. Ass. 133 (1982), 761.

[2] Ahola, S.J.: Unexplained parotid enlargement a clue to occult bulimia. Conn. Med. 46 (1982), 185.

[3] Ahrens, G., Bublitz, K.A.: Parodontalerkrankungen und Behandlungsbedarf der Hamburger Bevölkerung. Dtsch. zahnärztl. Z. 42 (1987), 433.

[4] Ainamo, J., Barmes, D., Beagrie, G., Cutress, T., Martin, J., Sardo-Infirri, J.: Development of the World Health Organisation (WHO) Community Periodontal Index of Treatment Needs (CPITN). Int. dent. J. 32 (1982), 281.

[5] Alfano, M.C.: Controversies, perspectives and clinical implications of nutrition in periodontal disease. Dent. Clin. N. Amer. 20 (1976), 519.

[6] Allan, D.N.: Dental erosion from vomiting. Brit. dent. J. 124 (1969), 311.

[7] American Psychiatric Association (ed.): Diagnostic and Statistical Manual of Mental Disorders, 3rd edn. revised (DSM-III-R). American Psychiatric Association, Washington 1987.

[8] Andrews, F.F.: Dental erosion due to anorexia nervosa with bulimia. Brit. dent. J. 152 (1982), 89.

[9] Bassiouny, M.A., Pollack, R.L.: Esthetic management of perimolysis with porcelain laminate veneers. J. Amer. dent. Ass. 115 (1987), 412.

[10] Beaumount, P.J., George, G.C., Smart, D.: 'Dieters' and 'Vomiters and Purger' in Anorexia nervosa. Psychol. Med. 6 (1976), 617.

[11] Beaumont, P.J.V., O'Connor, M., Lennertz, W., Touyz, St. W.: Ernährungsberatung in der Behandlung der Bulimia. In: Fichter, M.M. (Hrsg.): Bulimia nervosa. Enke, Stuttgart 1989, S. 262 ff.

[12] Blinder, B.J., Hagmann, J.: Serum salivary isoamylase in patients with Anorexia nervosa, Bulimia or Bulimia nervosa. Hillside J. Clin. Psychiat. 8 (1986), 152.

[13] Bowers, T.K., Eckert, E.: Leukopenia in Anorexia nervosa. Arch. Intern. Med. 138 (1978), 1520.

[14] Boyes, J., Hartles, R.L., Slack, G.L., Stones, H.H. Steel, J.: Memorandum on the erosion of teeth. Brit. dent. J. 106 (1959), 239.

[15] Brady, J.P.: Parotid enlargement in bulimia. J. Fam. Pract. 20 (1985), 496.

[16] Brady, W.F.: The anorexia nervosa syndrome. Oral Surg. 50 (1980), 509.

[17] Bretz, W.A., Krahn, D.D., Drewnowski, A., Loesche, W.J.: Salivary levels of putative cariogenic organisms in patients with eating disorders. Oral Microbiol. Immunol. 4 (1989), 230.

[18] Bruggen Ten Cate, H.J.: Dental erosion in industry. Brit. J. industr. Med. 25 (1968), 249.

[19] Buchner, A., Sreebny, L.: Enlargement of the salivary glands. Oral Surg. 34 (1972), 209.

[20] Burke, R.C.: Bulimia and parotid enlargement. J. Otolaryngol. 51 (1986), 49.

[21] Carlsson, P., Gandour, I.A., Olsson, B., Richardsson, B., Abbas, K.: High prevalence of mutans streptococci in a population with extreme low prevalence of dental caries. Oral Microbiol. Immunol. 2 (1987), 121.

[22] Chiodo, J., Latimer, P.R.: Vomiting as a learned weight-control technique in bulimia. J. Behav. Ther. Exper. Psychiat. 14 (1983), 131.

[23] Clark, D.C.: Oral complications of anorexia nervosa and/or bulimia: with a review of the literature. J. oral Med. 40 (1985), 134.

[24] Dalin, J.B.: Oral manifestations of eating disorders. In: Larocca, F. E. (ed.): Eating disorders: Effective care and treatment. Ishiyaki, St. Louis 1986.

[25] Dario, L.J.: Prosthodontic rehabilitation of a bulimic. A case report. Int. J. Period. Restorat. Dent. 6 (1986), 22.

[26] Dawes, C.: Effects of diet on salivary secretion and composition. J. dent. Res. 49 (1970), 1263.

[27] Dawson, J., Jones, C.: Vomiting induced hypokalemic alkalosis and parotid swelling. Practitioner 218 (1977), 267.

[28] De Munoz, B.R., Maresca, B.M., Tumilasci, O.R., Perec, C.J.: Effects of an experimental diet on parotid saliva and dental plaque pH in institutionalized children. Arch. oral Biol. 28 (1981), 575.

[29] De Stoppelaar, J.D., van Houte, J., Backer Dirks, O.: The effect of carbohydrate restriction on the presence of streptococcus mutans, streptococcus sanguis and iodophilic polysaccaride-producing bacteria in human dental plaque. Caries Res. 4 (1970), 114.

[30] Dilling, H., Mombour, W., Schmidt, M.H. (Hrsg.): WHO – Internationale Klassifikation psychischer Störungen. ICD-10, Kapitel V. Huber, Bern–Göttingen–Toronto 1991.

[31] Distler, W., Brönner, H., Hickel, R., Petschelt, A.: Die Säurefreisetzung beim Verzehr zuckerfreier Fruchtbonbons in der Mundhöhle. Dtsch. zahnärztl. Z. 48 (1993), 492.

[32] Dreiling, D.A., Nuronna, M., Nacchieko, M., Peironi, P.,Wolfson, P.: The parotid and pancreas. Amer. J. Gastroent. 70 (1978), 627.

[33] Du Plessis, D.J.: Parotid enlargement in malnutrition. S. Afr. J. Med. 30 (1956), 700.

[34] Eccles, J.D.: Erosion of teeth by gastric contents. Lancet 2 (1978), 479.

[35] Eccles, J.D.: Erosion affecting the palatal surfaces of upper anterior teeth in young people. Brit. dent. J. 152 (1982), 375.

[36] Ehle, G., Graehn, G.: Erfahrungen mit der interdisziplinären Therapie von Bulimiepatienten durch den Psychotherapeuten und Zahnarzt. Jahrb. Psych. Psychosom. Zahnheilk. 2 (1991), 241.

[37] Elkinton, J.R., Huth, E.J.: Body fluid abnormalities in anorexia nervosa and undernutrition. Metabolism 8 (1959), 376.

[38] Ericsson, Y.: Clinical investigation on the salivary buffering action. Acta odont. scand. 17 (1959), 131.

[39] Fairburn, C.G., Steere, J., Cooper, P.J.: Die Diagnose der spezifischen Psychopathologie bei Bulimia nervosa. In: Fichter, M.M. (Hrsg.): Bulimia nervosa. Enke, Stuttgart 1989, S. 30 ff.

[40] Fichter, M.M.: Magersucht und Bulimia. Empirische Untersuchungen zur Epidemiologie, Symptomatologie, Nosologie und zum Verlauf. Springer, Berlin 1985.

[41] Frentzen, M., Nolden, R.: Der CPITN als Hilfsmittel zur Feststellung von Art und Umfang des Behandlungsbedarfes. Dtsch. zahnärztl. Z. 42 (1987), 428.

[42] Frentzen, M., Pfäffle, W., Nolden, R.: Gingivarezessionen bei jungen Erwachsenen als Folge einer intensiven Zahnpflege? Dtsch. zahnärztl. Z. 44 (1989), 373.

[43] Freytag, F., Wetzel, W.E., Pabst, W.: Gebißerkrankung und Gebißsanierung bei Patienten in Zahnarztpraxen. Dtsch. zahnärztl. Z. 43 (1988), 1196.

[44] Garfinkel, P.E., Moldofsky, H., Garner, D.M.: The heterogeneity of anorexia nervosa. Bulimia as a distingt subgroup. Arch. gen. Psychiat. 37 (1980), 1036.

[45] Garfinkel, P.E., et al.: Differential diagnosis of emotional disorders that cause weight loss. Canad. med. Ass. J. 129 (1993), 939.

[46] Gehring, F.: Mikrobiologische Tests – eine Möglichkeit zur Beurteilung des individuellen Kariesrisikos. Oralprophylaxe 10 (1988), 108.

[47] Geissler, P.R.: An investigation of the stress factor in the mandibular dysfunction syndrome. J. Dent. 13 (1985), 283.

[48] Graber, G.: Der Einfluß von Psyche und Streß bei dysfunktionsbedingten Erkrankungen des stomatognathen Systems. In: Hupfauf, L. (Hrsg.): Funktionsstörungen des Kauorgans. Praxis der Zahnheilkunde, 2. Aufl., Bd. 8. Urban & Schwarzenberg, München 1989, S. 51 ff.

[49] Guernsey, L.H.: Gastric juice as a chemical erosive agent: report of a case. Oral Surg. 6 (1953), 1233.

[50] Guggenheim, B.: Können neue Erkenntnisse der Immunologie und der Mikrobiologie die praktische Parodontalbehandlung verändern? Dtsch. zahnärztl. Z. 43 (1988), 631.

[51] Guggenheimer, J., Schneider, L.G.: Tooth erosion associated with excessive use of artifically sweetened cola beverage. J. Prev. Dent. 6 (1980), 261.

[52] Guinta, J.L.: Dental erosion resulting from chewable vitamin C tablets. J. Amer. dent. Ass. 107 (1983), 253.

[53] Guiora, A.Z.: Dysorexia: A psychopathological study of anorexia nervosa and bulimia. Amer. J. Psychiat. 124 (1967), 391.

[54] Gustafsson, B.E., Quenesel, C.E., Swenander Lanke, L., Lundqvist, C., Grahnen, H., Bonow, B.E., Krasse, B.: The effect of different levels of carbohydrate intake on caries activity in 436 individuals observed for five years. Acta odont. scand. 11 (1954), 232.

[55] Gwirtsman, H.E., Yager, J., Gillard, B.K., Lerner, L.: Serum amylase and its isoenzymes in normal weight bulimia. Int. J. Eat.Dis. 5 (1986), 355.

[56] Gwirtsman, H.E., Kaye, W.H., George, D.T., Carosella, N.W., Greene, R.C., Jimmerson, D.C.: Hyperamylasemia and its relationship to bingepurge episodes: Development of a clinically relevant laboratory test. J. clin. Psychiat. 50 (1989), 196.

[57] Halmi, K.A., Falk, J.R.: Common physiological changes in Anorexia nervosa. Int. J. Eat. Dis. 1 (1981), 16.

[58] Harper, D.S., Loesche, W.J.: Growth and acid tolerance of human dental plaque bakteria. Arch. oral Biol. 29 (1984), 843.

[59] Harrison, J.L., George, L.A., Cheatham, J.L., Zinn, J.: Dental effects and management of bulimia nervosa. Gen. Dent. 33 (1989) 65.

[60] Hassler, J.F.: Parotid enlargement. A presenting sign in anorexia nervosa. Oral Surg. 53 (1982), 567.

[61] Helkimo, M.: Studies on function and dysfunction of the masticatory system. Index for anamnestic and clinical dysfunction and occlusal state. Sven Tandläk Tidskr. 67 (1974), 101.

[62] Helkimo, M.: Epidemiologische Untersuchungen der Funktionsstörungen des Kausystems. In: Zarb, G.A., Carlsson, G.E. (Hrsg.): Physiologie und Pathologie des Kiefergelenkes. Quintessenz, Berlin 1985, S.197 ff.

[63] Hellström, I.: Oral complications in anorexia nervosa. Scand. J. dent. Res. 8 (1977), 71.

[64] Hempen, I., Lehnert, P., Fichter, M., Teufel, J.: Hyperamylasämie bei Anorexia und Bulimia nervosa. Dtsch. med. Wschr. 114 (1989), 1913.

[65] Henne, H.A., Flores-de-Jacoby, L., Zafiropoulos, G.G.: Epidemiologische Untersuchungen des Parodontalzustandes bei Bundeswehrsoldaten nach Anwendung des CPITN. Dtsch. zahnärztl. Z. 43 (1988), 696.

[66] Herman, C.P., Polivy, J., Klajner, F., Esses, V.M.: Salivation in dieters and nondieters. Appetite 2 (1981), 356.

[67] Herpertz-Dahlmann, B., Remschmidt, H.: Blutveränderungen bei Anorexia nervosa in Abhängigkeit vom Gewicht. Mschr. Kinderheilk. 136 (1988), 739.

[68] Hickel, R.: Schmelzschäden durch Säureeinwirkung. Zahnärztl. Mitt. 79 (1989), 1298.

[69] Holloway, P.J., Mellanby, M., Stewart, R.J.C.: Fruit drinks and tooth erosion. Brit. dent. J. 104 (1958), 305.

[70] Holst, J.J., Lange, F.: Perimylolysis. A contribution towards the genesis of tooth wasting from non-mechanical causes. Acta odont. scand. 1 (9139), 36.

[71] Howat, P.M., Wampold, R.L.: The effectiveness of a dental/dietitian team in the assessment of bulimic dental health. J. Amer. Diet Ass. 90 (1990), 1099.

[72] Howden, G.F.: Erosion as the presenting symptom in hiatus hernia. Brit. dent. J. 131 (1971), 455.

[73] Hug, H.U.: Periodontal status and its relationship to variations in tooth position. Schweiz. Mschr. Zahnheilk. 92 (1982), 1073.

[74] Humphries, L.L., Adams, L.J., Eckfeldt, J.H., Levitt, M.D., Mc Clain, C.J.: Hyperamylasemia in patients with eating disorders. Ann. intern. Med. 106 (1987), 50.

[75] Hurst, P.S., Lacey, J.H., Crisp, A.H.: Teeth, vomiting and diet: a study of the dental characteristics of seventeen anorexia nervosa patients. Postgrad. Med. J. 53 (1977), 298.

[76] Izutsu, K.T.: Salivary electrolytes and fluid protection in health and disease. In: Sreebny, L.M. (ed.): The Salivary System. CRC Press, Boca Raton 1987, S. 95 ff.

[77] Jacobs, M.B., Schneider, J.A.: Medical complications of bulimia: A prospective evaluation. Quart. J. Med. 54 (1985), 177.

[78] Jacoby, G.E.: Leserzuschrift. Dtsch. med. Wschr. 115 (1990), 718.

[79] Jäger, K., Graber, G.: Epidemiologische Untersuchungen über die Ätiologiefaktoren dysfunktioneller Erkrankungen im stomatognathen System. Dtsch. zahnärztl. Z. 43 (1988), 17.

[80] Jävinen, V., Meurman, J.H., Hyvärinen, H., Rytömaa, I., Murtomaa, H.: Dental erosion and upper gastrointestinal disorders. Oral Surg. oral Med. oral Path. 65 (1988), 298.

[81] James, P.M., Parfitt, G.J.: Local effects of certain medicaments on the teeth. Brit. Med. J. 2 (1953), 1252.

[82] Jensen, O.E., Featherstone, J.D.B., Stege, P.: Chemical and physical oral findings in a case of anorexia nervosa and bulimia. J. oral Path. 16 (1987), 399.

[83] Johansson, I., Ericson, T., Steen, L.: Studies of the effect of diet on saliva secretion and caries development: the effect of fasting on saliva composition of female subjects. J. Nutr. 114 (1984), 2010.

[84] Johnson, D.A.: Regulation of salivary glands and their secretions by masticatory, nutritional and hormonal factors. In: Sreebny, L.M. (ed.): The Salivary System. CRC Press, Boca Raton 1987, S. 135 ff.

[85] Jones, R.R., Cleaton-Jones, P.: Depth and areas of dental erosions and dental caries in bulimic women. J. dent. Res. 68 (1989), 1275.

[86] Joseph, A.B., Herr, B.: Finger calluses in bulimia (letter). Amer. J. Psychiat. 142 (1985), 655.

[87] Kakizaki, G., Sasahara, M., Soeno, T., Shoji, S., Ishidate, T., Senou, A.: Mechanism of the pancreas – parotid gland interaction. Amer. J. Gastroent. 70 (1978), 635.

[88] Kaplan, A.S.: Hyperamylasemia and bulimia. A clinical review. Int. J. Eat. Dis. 6 (1987), 537.

[89] Karjalainen, S., Hämäläinen, M., Karhuvaara, L., Söderling, E.: Effect of variations in succrose consumption on salivary lactobacillus count and sucrase activity in man. Acta odont. scand. 45 (1987), 289.

[90] Keane, F.B., Fenell, J. S., Tomkin, G.H.: Acute pancreatitis, acute gastric dilatation and duodenal ileus following refeeding in anorexia nervosa. Irish J. med. Sci. 147 (1978), 191.

[91] Kleier, D.J., Aragon, S.B., Averbach, R.E.: Dental management of the chronic vomiting patient. J. Amer. dent. Ass. 108 (1984), 618.

[92] Klein, H., Palmer, C.E., Knutson, J.W.: Studies on dental caries I. Dental status and dental needs of elementary school children. Publ. Hlth. Rep. (Washington) 53 (1938), 751.

[93] Klock, B., Krasse, B.: A comparison between different methods for prediction of caries activity. Scand. J. dent. Res. 87 (1979), 129.

[94] König, K.G.: Karies und Parodontopathien. Ätiologie und Prophylaxe. Thieme, Stuttgart 1987.

[95] König, K.G.: Ursachen der Karies. In: Ketterl, W.(Hrsg.): Zahnerhaltung I, Praxis der Zahnheilkunde, 3. Aufl., Bd. 2. Urban & Schwarzenberg, München 1992, S. 1 ff.

[96] Krasse, B.: Die Quintessenz des Kariesrisikos. Quintessenz, Berlin 1987.

[97] Kronvall, P., Theander, S.: Elevation of serum salivary amylase in Bulimia nervosa. In: Hardorff, D., Chigier, E. (eds.): Eating disorders in adolescents and young adults. Freund, London 1988, S. 111 ff.

[98] Kühnl, A., Fichter, M., Lörsch, B.: Dentale und parodontale Folgeschäden bei Bulimia nervosa. Dtsch. zahnärztl. Z. 45 (1990), 716.

[99] Kunz-Kostomanolakis, M., Walb, D., Abdelhamid, S., Fiegel, P., Röckel, A.: Hypokaliämie als Leitsymptom bei verheimlichtem Erbrechen. Dtsch. med. Wschr. 112 (1987), 1000.

[100] Labhart, A., Müller, J.: Die Nebennierenrinde. In: Labhart, H. (Hrsg.): Klinik der inneren Sekretion, 3. Aufl. Springer, Berlin 1978, S. 333 ff.

[101] Lammert, K.H.: Berufsschäden im Zahn-, Mund- und Kieferbereich, 2. Aufl. Hüthig, Heidelberg 1986, S. 51 ff.

[102] Lange, D.E.: Modifizierter Approximalraum-Plaque-Index (API) zur klinischen Kontrolle der Patienten-Mundhygiene – Ergebnisse der Untersuchung an 964 Zahnmedizinstudenten des 1. klinischen Semesters. In: Begleitschrift zum Kursus für Parodontologische Propädeutik der Poliklinik für Parodontologie des Zentrums für Zahn-, Mund- und Kieferkrankheiten der WWU, Münster 1990.

[103] Lavender, S.: Vomiting and parotid enlargement (letter). Lancet 1 (1969), 426.

[104] Levin, P.A., Falco, J.M., Dixon, K., Gallup, E.M., Saunders, W.: Benign parotid enlargement in bulimia. Ann. intern. Med. 93 (1980), 827.

[105] Linkosalo, E., Markkanen, H.: Dental erosion in relation to lactovegetarian diet. Scand. J. dent. Res. 93 (1985), 436.

[106] Loe,H., Silness, J.: Periodontal disease in pregnancy I. Acta odont. scand. 21 (1963), 533.

[107] Löst, C., Gerhardt, K.D.: Kasuistischer Beitrag über mögliche Zusammenhänge zwischen orthodontischen Bewegungen und gingivalen Rezessionen. Zahnärztl. Welt 93 (1984), 460.

[108] Lundeen, T.F., Sturdevant, J.R., George, J.M.: Stress as a factor in muscle and temporomandibular joint pain. J. oral Rehabil. 14 (1987), 447.

[109] Lundvist, C.: Oral sugar clearance: Its influence on dental caries activity. Odont. Rev. Suppl. 1 (1952).

[110] Malfertheiner, P., Fußgänger, R., Minne, H., Ditschuneit, H.: Influence of gastrointestinal hormones on human salivary secretion. Horm. metab. Res. 12 (1980), 485.

[111] Mandel, I.D.: Sialochemistry in diseases and clinical situations affecting salivary glands. CRC Crit. Rev. clin. Lab. Sci. 11 (1980), 321.

[112] Mandel, I.D., Baurmash, H.: Sialochemistry in chronic recurrent parotitis. J. oral Path. 9 (1980), 92.

[113] Mant, M.J., Faragher, B.S.: The haematology of Anorexia nervosa. Brit. J. Haemat. 27 (1972), 737.

[114] Marano, A.R., Sangree, M.H.: Acute pancreatitis associated with bulimia. J. clin. Gastroent. 6 (1984), 245.

[115] Meermann, R: Das Krankheitsbild der Anorexia nervosa in der heutigen wissenschaftlichen Diskussion. In: Meermann, R. (Hrsg.): Anorexia nervosa. Enke, Stuttgart 1981, S. 3 ff.

[116] Meermann, R., Vandereycken, W.: Therapie der Magersucht und Bulimia nervosa. De Gruyter, Berlin–New York 1987. (Übersetzungen in Englisch, Finnisch, Japanisch).

[117] Meermann, R., Vandereycken, W. (Hrsg.): Verhaltenstherapeutische Psychosomatik in Klinik und Praxis, 2. Aufl. Schattauer, Stuttgart–New York 1995 (im Druck).

[118] Meermann, R., Zelmanski, S.: Theorie und Praxis der Selbsthilfearbeit bei Eßstörungen. S. Roderer, Regensburg 1994.

[119] Meritt, D., Kern, R.C.: The human α-amylases. Advanc. hum. Genet. 8 (1977), 135.

[120] Mester, H.: Die Anorexia Nervosa. Springer, Berlin 1981.

[121] Mieler, I.: Rezessionen der Gingiva – Ätiologie, Klinik und Therapie. Stomatol. DDR 35 (1985), 36.

[122] Mierau, H.-D., Fiebig, A.: Zur Epidemiologie der Gingivarezessionen und möglicher Begleiterscheinungen. Untersuchungen an 2410 18–22jährigen (1. Mitteilung). Dtsch. zahnärztl. Z. 41 (1986), 640.

[123] Mierau, H.-D., Fiebig, A.: Zur Epidemiologie der Gingivarezessionen und klinischer möglicher Begleiterscheinungen. Untersuchungen an 2410 18–22jährigen (2. Mitteilung). Dtsch. zahnärztl. Z. 42 (1987), 512.

[124] Mierau, H.-D., Spindler, T.: Beitrag zur Ätiologie der Gingivarezessionen. Dtsch. zahnärztl. Z. 39 (1984), 634.

[125] Miles, D.A., Gregg, B.E., Glass, B.J., Van Dis, M.L.: Bulimic erosion. Dental

management and report of cases. J. Canad. dent. Ass. 51 (1985), 757.
[126] Milosevics, A., Slade, P.D.: The oro-dental status of anorexics and bulimics. Brit. dent. J. 67 (1989), 66.
[127] Mitchell, J.E., Pyle, R.L., Eckert, E.D., Hatsukami, D., Lentz, R.: Electrolyte and other physiological abnormalities in patients with bulimia. Psychol. Med. 13 (1983), 273.
[128] Mitchell, J.E., Pyle R.L., Eckert, E.D.: Binge eating behavior in patients with bulimia. Amer. J. Psychiat. 138 (1981), 835.
[129] Naujoks, R. Hüllebrand, G.: Mundgesundheit in der Bundesrepublik. Zahnärztl. Mitt. 75 (1985), 417.
[130] Neumann, H.H.: Dental caries and malnutrition. Lancet 70 (1980), 1252.
[131] Ogren, F.R., Hürter, J.V., Pearson, P.H., Antonson, C.W., Moore, G.F.: Transient salivary gland hypertrophy in bulimics. Laryngoscope 97 (1987), 951.
[132] Page, R.C., Schroeder, H.E.: Periodontitis in man and other animals. Karger, Basel 1982.
[133] Paul, Th., Brand-Jacobi, J., Pudel, V.: Bulimia nervosa. Münch. med. Wschr. 126 (1984), 614.
[134] Paunio, K., Mäkinen, K., Scheinin, A., Ylitalo, K.: Turku Sugar Studies. IX. Principal periodontal findings. Acta odont. scand. 33, Suppl. 70 (1975), 217.
[135] Philipp, E., Pirkl, K.M., Seidl, M., Tuschl, R.J., Fichter, M.M., Ecker, M., Wolfram, G.: Vitamin status in patients with Anorexia nervosa and Bulimia nervosa. Int. J. Eat. Dis. 8 (1988), 209.
[136] Pindborg, J.J.: Pathology of the dental hard tissues. Munksgaard, Kopenhagen 1970, S. 312 ff.
[137] Prader, A., Gautier, E., Gautier, R., Naef, D.: Die Na- und K-Konzentration im gemischten Speichel. Helv. Paediat. Acta 1 (1955): 56.
[138] Pudel, V., Paul, Th.: Bulimie. Münch. med. Wschr. 128 (1986), 119.
[139] Pyle, R.L., Mitchell, J.E., Eckert, E.D.: Bulimia: a report of 34 cases. J. clin. Psychiat. 42 (1981), 60.
[140] Raetzke, P.: Die parodontale Rezession. Hanser, München 1988.
[141] Rampling, D.: Acute pancreatitis in anorexia nervosa. Med. J. Aust. 2 (1982), 194.
[142] Rauch, S.: Diseases of the salivary glands. In: Gorlin, R. (ed.): Thoma's oral pathology, 6th edn. Mosby, St. Louis 1974.
[143] Remschmidt, H., Herpertz-Dahlmann, B.: Bulimia nervosa im Jugendalter. Mschr. Kinderheilk. 136 (1988), 712.
[144] Remschmidt, H., Herpertz-Dahlmann, B.: Anorexia nervosa im Jugendalter. Mschr. Kinderheilk. 136 (1988), 718.
[145] Roberts, W.M., Li, S.H.: Oral findings in anorexia nervosa and bulimia nervosa: a study of 47 cases. J. Amer. dent. Ass. 115 (1987), 407.
[146] Roberts, W.M., Tylenda, C.A.: Dental aspects of anorexia and bulimia nervosa. Pediatrician 16 (1989), 178.
[147] Rostin, D., Böttger, H., Nolten, G.: Die prothetische Behandlung des Abrasionsgebisses (I/II). Quintessenz 38 (1987), 1847 und 2003.
[148] Rowe, A.H.R.: A palliative treatment for severe enamel erosion. Brit. dent. J. 133 (1972), 435.
[149] Russell, A.: International nutrition surveys: A summary of preliminary dental findings. J. dent. Res. 42 (1963), 233.
[150] Russell, G.: Bulimia nervosa: An ominous variant of anorexia nervosa. Psychol. Med. 9 (1979), 429.
[151] Sanstead, H., Koehn, C., Sessions, S.: Enlargement of the parotid gland in malnutrition. Amer. J. clin. Nutr. 3 (1955), 198.
[152] Schaaf, J.E., Hook, S.A.: Anorexia nervosa and bulimia: eating disorders with oral manifestations. J. Indiana dent. Ass. 64 (1985), 37.
[153] Scheutzel, P.: Restauration von Abrasionsgebissen. Schriftenreihe ZÄK Westf. Lippe 3 (1989), 33.
[154] Scheutzel, P.: Bulimia nervosa – Befunde im stomatognathen System. Jahrb. Psych. Psychosom. Zahnheilk. 1 (1990), 173.
[155] Scheutzel, P.: Zahnmedizinische Befunde bei psychogenen Eßstörungen. Dtsch. zahnärztl. Z. 47 (1992), 119.
[156] Scheutzel, P.: Zahnmedizinisch-klinische und laborchemische Untersu-

chungen bei Patienten mit Anorexia nervosa und Bulimia nervosa. Med. Habil.-Schrift, Münster 1992.
[157] Scheutzel, P., Gerlach, U.: α-Amylase-Isoenzyme im Serum und Speichel bei Patienten mit Anorexia und Bulimia nervosa. Z. Gastroent. 29 (1991), 339.
[158] Scheutzel, P., Meermann, R.: Die Zusammenarbeit von Zahnarzt und Psychiater bei der Diagnose und Therapie psychogener Eßstörungen. Jahrb. Psych. Psychosom. Zahnheilk. 2 (1991), 231.
[159] Schweitzer-Hirt, C.M., Schait, A., Schmid, R., Imfeld, T., Lutz, F., Mühlemann, H.R.: Erosion und Abrasion des Schmelzes. Eine experimentelle Studie. Schweiz. Mschr. Zahnheilk. 88 (1978), 497.
[160] Silverman, M., Perkins, R.L.: Bilateral parotid enlargement and starch ingestion. Ann. intern. Med. 64 (1966), 842.
[161] Simmons, M.S., Grayden, S.K., Mitchell, J.E.: The need for psychiatric-dental liaison in the treatment of bulimia. Amer. J. Psychiat. 143 (1986), 783.
[162] Smith, B.G.N., Knight, J.K.: A comparison of patterns of tooth wear with aetiological factors. Brit. dent. J. 157 (1984), 16.
[163] Solberg, W.K., Woo, M.W., Houston, J.B.: Prevalence of signs and symptoms of mandibular dysfunction. J. Amer. dent. Ass. 98 (1979), 25.
[164] Squires, B.T.: Human salivary amylase secretion in relation to diet. J. Physiol. 119 (1953), 153.
[165] Sreebny, L.M., Johnson, D.A.: Effect of food consistency and decreased food intake on rat parotid and pancreas. Amer. J. Physiol. 215 (1986), 455.
[166] Stafne, E.C., Lovestedt, S.A.: Dissolution of tooth substances by lemon juice, acid beverages and acids from other sources. J. Amer. dent. Ass. 34 (1947), 586.
[167] Stecksén-Blicks, C.: Salivary counts of lactobacilli and strepococcus mutans in caries prediction. Scand. J. dent. Res. 93 (1985), 204.
[168] Stege, P., Visco-Dangler, L., Rye, L.: Anorexia nervosa: review including oral and dental manifestations. J. Amer. dent. Ass.104 (1982), 648.
[169] Strober, M.: The significance of bulimia in juvenile anorexia nervosa: An exploration of possible etiologic factors. Int. J. Eat. Dis. 1 (1981), 28.
[170] Suddick, R.P., Hyde, R.J., Feller, R.E.: Salivary water and electrolytes and oral health. In: Menaker, L. (ed.): The biologic basis of dental caries. Harper & Row, New York 1980.
[171] Sundermann, F.W., Rose, E.: Studies in serum electrolytes. XVI. Changes in the serum and body fluids in anorexia nervosa. J. clin. Endocr. 8 (1948), 209.
[172] Taylor, V.E., Sneddon, J.: Bilateral facial swelling in bulimia. Brit. dent. J. 163 (1987), 115.
[173] Tenenbaum, H.: A clinical study comparing the width of attached gingiva and the prevalence of gingival recessions. J. clin. Periodont. 9 (1982), 86.
[174] Thom, G., Guckler, A.: Der Einfluß der funktionellen Therapie auf die Gingivaatrophie bei Patienten mit keilförmigen Defekten. Stomatol. DDR 40 (1990), 283.
[175] Vandereycken, W., Meermann, R.: Anorexia nervosa: A Clinician's Guide to Treatment, 2nd edn. De Gruyter, Berlin–New York 1988.
[176] Vandereycken, W., Norré, J., Meermann, R.: Bulimia nervosa. In: Meermann, R., Vandereycken, W. (Hrsg.): Verhaltenstherapeutische Psychosomatik in Klinik und Praxis, 2. Aufl. Schattauer, Stuttgart–New York 1995 (im Druck).
[177] Vanderlinden, J., Norré, J., Vandereycken, W., Meermann, R.: Therapie der Bulimia nervosa. Behandlungskonzepte mit Fallbeispielen. Schattauer, Stuttgart–New York 1992.
[178] Völk, W., Mierau, H.-D., Biehl, P., Dornheim, G., Reithmayer, Ch.: Beitrag zur Ätiologie keilförmiger Defekte. Dtsch. zahnärztl. Z. 42 (1987), 499.
[179] Walsh, B.T., Croft, C.B., Katz, J.L.: Anorexia nervosa and salivary gland enlargement. Int. J. Psychiat. Med. 11 (1981), 255.
[180] Walsh, B.T., Wong, L.M., Pesce, M.A., Hadigan, C.M., Bodourian, S.H.: Hyperamylasemia in bulimia nervosa. J. clin. Psychiat. 51 (1990), 373.

[181] Warren, St.E., Steinberg, St.M.: Acid-base and electrolyte disturbances in anorexia nervosa. Amer. J. Psychiat. 136 (1979), 415.

[182] Watt, J.: Benign Parotid swellings – a review. Proc. roy. Soc. Med. 70 (1977), 483.

[183] White, D.K., Hayes, R.C., Benjamin, R.N.: Loss of tooth structure associated with chronic regurgitation and vomiting. J. Amer. dent. Ass. 97 (1978), 833.

[184] WHO: Epidemiology, etiology and prevention of periodontal diseases. Techn. Rep. Ser. No. 621. World Health Organization, Genf 1978.

[185] Wigley, R.D.: Potassium deficiency in anorexia nervosa with reference to renal tubular vacuolation. Brit. dent. J. 2 (1960), 110.

[186] Wilder-Smith, P.: Acid erosion of enamel: Prophylaxis and treatment by various remineralising regimes. Med. Diss., Bern 1984.

[187] Willard, S.G., Anding, R.H., Winstead, D.K.: Nutritional counseling as an adjunct to psychotherapy in bulimia treatment. Psychosomatics 24 (1983), 545.

[188] Willershausen, B., Joseph, W., Zimmermann, C.: Orale Veränderungen bei Patienten mit Anorexia nervosa und Bulimia nervosa. Quintessenz 41 (1990), 1513.

[189] Willershausen, B., Philipp, E., Pirke, K.M., Fichter, M.: Orale Komplikationen bei Patienten mit Anorexia und Bulimia nervosa. Dtsch. Zahn Mund Kieferheilk. 78 (1990), 293.

[190] Williams, J.F., Friedman, I.M., Steiner, H.: Hand lesions – Characteristic of bulimia. Amer. J. Dis. Child. 140 (1986), 28.

[191] Wills, J.H., Forbes, J.C.: Dietary effects upon the acid neutralising power of the saliva. J. dent. Res. 18 (1939), 409.

[192] Wolcott, R.B., Yager, J., Gordon, G.: Dental Sequelae to the binge-purge syndrome (bulimia): report of cases. J. Amer. dent. Ass. 109 (1984), 723.

[193] Wolff, H.P., Henne, G., Krück, F., Roscher, S., Vescei, P., Brown, J.J., Düsterdieck, G., Lever, A.F., Robertson, J.I.C.: Psychosomatische Syndrome mit gastrointestinalem und/oder renalem Kalium - und Natriumverlust, Hyperreninämie und sekundärem Aldosteronismus. Schweiz. med. Wschr. 98 (1968), 1883.

[194] Wolowski, A.: Indikation und Herstellung einer Fluoridierungsschiene. Zahnärztl. Welt 99 (1990), 898.

[195] Zickert, I., Emilson, C.G., Krasse, B.: Correlation of level and duration of streptococcus mutans infection with incidence of dental caries. Infect. Immun. 39 (1983), 982.

[196] Zidek, W., Zumkley, H.: Elektrolytfibel. Fischer, Stuttgart 1990, S. 162 ff.

[197] Ziolko, H.U.: Hyperphagie und Anorexie. Nervenarzt 37 (1966), 400.

[198] Ziolko, H.U.: Hyperorexie – Anorexie. Hippokrates 13 (1967), 522.

Sachverzeichnis

Abführmittel 8, 45
Amenorrhoe 53
α-Amylase
- Isoenzymmuster 48
- Serum 48, 52
- Speichel 48–52
- Speicheldrüsenschwellung 39, 50
Anämie 53
Anamnese 14–15
Anorexia nervosa
- Befunde, körperliche 16
- bulimische Form 1–2
- Diagnostik 4–8
- Differentialdiagnose 8–12
- Ernährungsgewohnheiten 25
- Interview, klinisches 12
- - Leitfaden 13
- restriktive 1
- Symptome, klinische 10–11
- Veränderungen, metabolisch-morphologische 9
- Vergleich mit Bulimia nervosa 3
Attrition 70–71
- und Erosionen 81

Befunde
- Bulimia nervosa 16
- körperliche, Anorexia nervosa 16
- zahnärztliche, Bedeutung für Diagnose 81–82
Biß(an)hebung 88, 96–97
Bißhöhenverlust 95
Bißsenkung, Erosionen 75, 77
Bruxismus 80
Bulimia nervosa 1
- Anamnese 14–15
- Befunde, körperliche 16
- Diagnostik 4–8
- Differentialdiagnose 8–12
- Ernährungsgewohnheiten 25–26
- Informationsschrift 19–24
- Komplikationen, somatische 16–17
- als Symptom 5
- als Syndrom 6
- Vergleich mit Anorexia nervosa 3
- Zyklus 17

Cheilosis 53
Cl^--Konzentration, Speichel 45–46
Community Periodontal Index of Treatment Needs (CPITN) 54

Daumenlutschen 92
Depression, Symptome, klinische 10–11
Diagnostik 4–8
Differentialdiagnose
- Anorexia nervosa 4–8
- Bulimia nervosa 8–12
- Eßstörungen 8–12
- psychiatrische, Untergewicht 11–12
Diuretika s. Entwässerungsmittel
DMF-T-Index 61, 63
DMF-T-Werte 61–64
Dysfunktionssymptome, temporomandibuläre 79–81
- Häufigkeit 80
- Schweregrad 80
Dysorexia 2
Dysponderosis 4

Eisenmangel 53
Elektrolyte 45
- Konzentration, Speichel 45
- Sekretionsrate, Speichel 45
- Serum 45
Entwässerungsmittel 8, 45
Erbrechen 52–53, 72, 83–84
- Anorexia nervosa, bulimische 29–30
- Bulimia nervosa 29
- chronisches 45
- Erosionen 30, 68
- Gaumenschleimhaut, Verletzungen 30
- Schwielen, Handrücken 30
- Speicheldrüsenschwellung 39
Ernährung 56
- Bewertung, zahnärztliche Sicht 27
- Karies 27
- Nahrungsmittel, säurehaltige 65, 67
- Zahnerosionen 28
Ernährungsberatung 85
Ernährungsgewohnheiten
- Anorexia nervosa 25
- Bulimia nervosa 25–26

- Diätlimonade 24–25
- Karies 63
- Lakritz 25–26
- Süßigkeiten 25–26
Erosionen 59, 64–78, 83, 96
- s.a. Schmelz-Dentin-Erosionen
- s.a. Schmelzerosionen
- aktiv-progrediente 69–70
- und Attrition 81
- Bißsenkung 75, 77
- Häufigkeit 64–67
- Lokalisation 64–67
- Morphologie 68–71
- Mundhygieneverhalten 34
- Prophylaxe 84–85
- Remineralisation 78, 84
- ruhend-latente 69–71, 73
- Schweregrad 71–72, 78
- Ursachen 67
Eßanfälle 26, 28–30, 39, 52
- Bulimia nervosa 29
- - Häufigkeit 29
- und Erbrechen 28–30
- - Nebenwirkungen, orale 30
- Kalorienzufuhr 29
- Speicheldrüsenschwellung 30
- Speichelfließrate 30
- Speichelzusammensetzung 30
Eß-Brech-Sucht s. Bulimia nervosa
Eßstörungen
- Differentialdiagnose 8–12
- Hinweise, therapeutische 18–19
- Modell, dimensionales 2
- Motivationsarbeit 18
- psychiatrisch-psychosomatische Sicht 1–24
- Psychotherapie, stationäre 18
- Selbsthilfegruppen 19
- Spektrum 1–4
- Therapie, zahnärztliche 83–109
- Ursachen 16, 18
- Verhaltensmuster, zahnärztliche Sicht 25–31, 33–36
Eßverhalten, Karies 63

Fluoridierungsschiene 85, 87
Früherkennung 81

Gaumenschleimhaut, Verletzungen, Erbrechen 30
Gespräch, zahnärztliches, erstes 83–84
Gesundheit
- Zähne, Selbsteinschätzung 31
- - Stellenwert 30
Getränke, bevorzugte 26
Gewichtsstörungen 2
Gingivalindex (GI) 54
Gingivarezessionen 57–60
- Ätiologie 59
- Ausmaß 59
- Häufigkeit 57
- McCall-Girlanden 58–59
- Mundhygiene 60
Glossitis 52–53
Glossodynie 52–53

Hyperamylasämie 48
Hypokaliämie 45

Immunsystem, Störungen 56
Informationsschrift, Bulimia nervosa 19–24
Interview
- allgemein-medizinisches 13
- klinisches, Anorexia nervosa 12
- Leitfaden 12

Kalium-Konzentration, Speichel 48
Kalzium-Konzentration, Speichel 45, 47
Karies 61–64
- DMF-T-Index 60, 63
- DMF-T-Werte 61
- und Ernährung 27
- Prävalenz 61
Kariesaktivität 44–45, 61
Kariesrisiko 28, 34, 44, 62–64
- Ernährungsgewohnheiten 63
- Eßverhalten 63
- Mikroorganismen, kariogene 63
- Mundhygiene 63
Kariogenität, Nahrung 28
Keramikfacette 86, 88, 90–93
Kiefergelenkknacken 79
körperliche Befunde, Anorexie 16
Komplikationen
- somatische, Bulimie 17
- Zahn-Mund-Kiefer-Gesichtsbereich 37–82
konservierende Versorgung, zahnärztliche 85–108
Konversionsneurose, Symptome, klinische 10–11
Krone, provisorische 98–103, 105

Laboruntersuchung, Untergewicht 11
Lactobacillus 42–44
Lakritz 45
Laxanzien s. Abführmittel
Leitfaden, Interview, klinisches 12
Lipase, Serum 48

Magersucht s. Anorexia nervosa
Mangelernährung 49
metabolisch-morphologische Veränderungen, Anorexia nervosa 9
Mikroorganismen, kariogene 43, 63
Mundgesundheit 33–34
Mundgesundheitsbewußtsein 30–35
Mundhygiene 30–31, 35
- Bewertung 34
- nach dem Erbrechen 76
- Einfluß auf Erosionen 76–79
- Gewohnheiten nach Erbrechen 35
- Gingivarezessionen 60
- Karies 63
- Plaquewerte 32
Mundhygieneverhalten 33–34
Myoarthropathie 80

Na$^+$/K$^+$-Quotient, Speichel 45–46
Na$^+$-Konzentration, Speichel 45
Nahrung
- Kariogenität 28
- Potenz, erosive 28

Parodontopathie
- Community Periodontal Index of Treatment Needs (CPITN) 54
- entzündliche 34, 53–60
- Gingivalindex (GI) 54
- Gingivarezessionen 57–60
- Sulcus-Blutungs-Index (SBI) 54
Phosphat-Konzentration
- Speichel 45, 47
- - Speicheldrüsenschwellung 39
Physiognomie, Veränderungen 37–38
Plaquewerte 32
Prophylaxe, Erosionen 84–85
prothetische Versorgung, zahnärztliche 85–107
Psychiater und Zahnarzt, Zusammenarbeit 103, 108–109
psychiatrisch-psychosomatische Sicht, Eßstörungen 1–24
psychotherapeutische Behandlung 103, 108
psychotherapeutische Hinweise 18–19
Psychotherapie, stationäre, Eßstörungen 18
Putzfrequenz, Zähne 33, 55

Remineralisation, Erosionen 78

Schizophrenie, Symptome, klinische 10–11
Schleimhautveränderungen 52–53
Schleimhautverletzungen 52
Schmelz-Dentin-Erosionen 69, 72, 75–76
- s.a. Erosionen
- mit Bißhöhenverlust, Therapie 95–107
- ruhend-latente 72–73
- Therapie 86
Schmelzerosionen 68, 74, 86
- s.a. Erosionen
- Therapie 85
Schmelzoberfläche, Versiegelung 85
Schwielen, Handrücken, Erbrechen 30
Selbsthilfegruppen, Eßstörungen 19
Speichel
- Cl$^-$-Konzentration 45–46
- Kalium-Konzentration 48
- Kalzium-Konzentration 45, 47
- Mikroorganismen, kariogene 43, 63
- Na$^+$/K$^+$-Quotient 45–46
- Na$^+$-Konzentration 45
- Phosphat-Konzentration 45, 47–48
- pH-Wert 41-42
- Pufferkapazität 41–42
Speichel-α-Amylase s. α-Amylase, Speichel
Speicheldrüsenschwellung 39–41, 45, 48, 50
- α-Amylase 39
- Erbrechen, chronisches 39
- Eßanfälle 30
- Phosphatkonzentration im Speichel 39
- Speichelfließrate 39
- Ursachen 39
Speichelfließrate 30, 39, 41–42, 49
Speichelzusammensetzung 30
Streptococcus mutans 42–44
Sulcus-Blutungs-Index (SBI) 54
Symptome
- klinische 10–11
- Zahn-Mund-Kiefer-Gesichtsbereich 37–82

Therapie
- Hinweise, Eßstörungen 18–19
- psychotherapeutische 18–19
- Schmelz-Dention-Erosionen 86
- Schmelzerosionen 85
- zahnärztliche, bei Eßstörungen 83–109

Überkronung 96
Untergewicht
- Differentialdiagnosen, psychiatrische 11–12
- Laboruntersuchung 11
Ursachen, Eßstörungen 16, 18

Veränderungen, metabolisch-morphologische, Anorexia nervosa 9

Vergleich, Anorexie und Bulimie 3
Verhaltensmuster, Eßstörungen, zahnärztliche Sicht 25–36
Verleugnung 12
Versiegelung, Schmelzoberfläche 85
Vitaminmangel 53, 56
- Geschmacksstörungen 52
- Glossitis 52
- Zungenbrennen 52

zahnärztliche Befunde, Bedeutung für Diagnose 81–82
Zahnarzt und Psychiater, Zusammenarbeit 103, 108–109
Zahnarztbesuch, Häufigkeit 30, 32–33
Zahnerosionen s. Erosionen
Zahngesundheit
- Selbsteinschätzung 31
- Stellenwert 30
Zahn-Mund-Kiefer-Gesichtsbereich
- Komplikationen 37–82
- Symptome 37–82
Zahnputzfrequenz 33, 55
Zuckerkonsum 27